Emergency エマージェンシー
臨床推論

鹿児島大学病院救命救急センター
望月礼子 著

日経メディカル 編

"救急脳"を習得できる「二次元鑑別リスト」

　救急医を目指した最初のころ、恩師から「Horror end principle」という言葉を習いました。「この年代の男（女）性がこの主訴、症状で受診してきたとき、最悪の結末は……」と考える癖を付けなさいというものです。救急医は先輩救急医や各科専門医から、そして自分の苦い経験から、いつの間にかこの考え方を習得していきます。これはER初期診療における独特のもので、"救急脳"とも呼べるでしょう。

　振り返ってみると、短期間の救急研修中に研修医の先生方に、この"救急脳"の作り方をどうしたらうまく教えられるだろうか、というのが自分のライフワークだったといっても過言ではありません。縦割りの診療科別に学んできた脳に、主訴や症状から診療科を横断して鑑別診断を考え、緊急度や重症度の高い順に並べるという思考回路を新たに作らなくてはならないのです。どう教えるかで我々救急医は苦悩し、どう学ぶべきかで研修医の先生、新人看護師、新人救急救命士の皆さんが長年にわたって苦戦してきました。いわば救急教育の大きな壁でした。

　皆さん、望月礼子先生が遂にその突破口を開きました！　斬新な発想です！

　縦軸に緊急度、横軸に重症度のラインを設定して、整理しにくい多くの疾患を四象限のどこかに位置付ける新しいアイデアで「二次元鑑別リスト」を作ったのです。重症度や緊急度が高いものは右上

に、低いものが左下になり、疾患の立ち位置が一目で分かります。それぞれの主訴に関して多くの鑑別診断を一枚で見える化したことによる現場での使いやすさが最大の売りです。本書には、ポケットサイズで持ち運べるカードも付いています。これがあればレッドフラッグが素早く把握できるため、何回も使ううちに Horror end principle、すなわち"救急脳"を自然に習得できるのです。本書の解説は研修医の先生との対話形式で書かれているため、とても読みやすく分かりやすいので、新人への教え方のヒントも得られます。このような特徴で好評を博した日経メディカル Online での望月先生の連載が書籍化されたのは望外の喜びです。

　最初に患者に接触する救急救命士やERでトリアージ役を担う看護師はもちろん、研修医の先生や彼らを指導する当直医、救急医、そして医学生や看護学生に救急を教える教員に対して、本書は強い味方となるに違いありません。

　僕が長年やろうとしてうまくできなかったことを彼女がしてくれました。望月先生、ありがとう！

福井大学名誉教授　寺澤秀一

救急の場での貴重なリソース

　イノベーションは既存のコンセプトを組み合わせることで起こることがあります。スティーブ・ジョブスがやった、携帯電話とコンピューターの組み合わせによるスマートフォンの誕生が良い例でしょう。

　救急の現場では、心肺蘇生や三次救急での重症患者管理という役割に加え、一見軽症に見えるものの見逃してはならないケースをきちんと拾い上げることも重要です。そこで大切なコンセプトはケースの重症度と緊急度であることは周知の事実でした。

　そこで今回登場したのが望月礼子先生によるイノベーションです。重症度と緊急度のコンセプトを組み合わせて二次元展開を行いました。従来の一次元的発想に、美しい幾何学的発想で次元を追加したのです。

　多忙な救急の場では、一瞬での理解と判断がクリティカルとなります。今回の一瞬見るだけで分かる幾何学平面は、救急の場での貴重なリソースとなるでしょう。

　最近の日本の救急分野では、若手のイノベーターが多数登場していると感じます。中でも望月先生は歴史に残るイノベーションを実現したと思うのは私だけではないでしょう。本書は、医学生や医師のみならず、救急救命士や看護師、コメディカル、そして患者や家族など全ての人々の手元に置いてほしいリソースとなると思います。

群星沖縄臨床研修センター長　徳田安春

序

　初期研修医2年目、地域ローテーションのある日、外来患者の初診担当になりました。診察前に伝えられたのは、以下の情報のみ。

「40歳女性。朝から続く顔の麻痺」

　今ならこのキーワードで診断・治療の道筋がはっきり分かるのですが、そのときは何も見えず……。診察前は「脳梗塞だったらどうしよう」と漠然とした不安だらけでした。そんな私の困り顔に微笑みながら、ベテランの先生お2人は、「アレだよね〜」「うん、アレアレ」と、ほぼ診断できている様子。狐につままれたような、どうしてこれだけの情報で診断できちゃうの!? ととても驚いたことを今でも強烈に覚えています。

　この経験も影響し、初期対応能力を身に付けるにはどうしたらいいのだろうと考え、救急の初療室で修業を積むことにし、その後、救急医になりました。

　救急医に求められるのは迅速な診断能力です。それを可能にしているのは、患者情報（年齢、性別、時に国籍や人種、主訴、病院連絡の内容）から瞬時に鑑別疾患と重症度・緊急度の見当を付けるという、救急ならではの臨床推論です。救命を第一の目的とするため、重症度・緊急度の高い疾患をまず念頭に置いて、患者から情報を収集していきます。傍からは、直感的に診断しているようにしか見えない場合でも、実は理論的なプロセスを踏んで診断に至ります。

本書では、この救急医ならではの臨床推論を「エマージェンシー臨床推論」と名付け、これまで誰も解説してこなかった救急医の思考プロセスをひも解いていきます。

　エマージェンシー臨床推論を身に付ければ、救急外来における漠然とした恐怖から解放されるはずです。怖いポイントを知り、その対応を身に付ければよいからです。そして何を重視すべきか（学びのポイント）が分かれば症例から毎回新たなことを発見し、自分自身の診断力を高めることができるはずです。

　本書を世に出せるのは、福井大学名誉教授の寺澤秀一先生にいただいたご助言があるからです。瞬時に鑑別疾患と重症度・緊急度の見当を付けるという、救急ならではの臨床推論を主訴ごとの「二次元鑑別リスト」とし、細々と作成を続けていた2015年。それを見た寺澤先生が「これはいいね。カードにしたらいい。ポケットのサイズで」と声を掛けてくださいました。あの一言が私の背中を押してくださり、執筆に行き詰まったときには私を支えてくださいました。

　また研修医の先生方との日々の診療におけるやり取りがあってこそ、何を重視して執筆すべきかが見えてきました。感謝しております。最後に、初めてのことに戸惑いが多く遅筆の筆者を辛抱強く支えてくださり、またたくさんの的確なアイデアを出していただいた日経メディカル編集部の小板橋律子さんにもこの場をお借りし、深く感謝申し上げます。本書が、初期研修医の先生方はもちろん、心細い救急当直のお供としてお役に立てれば幸いです。

　　　　泉へのエールを込めて 2019年1月吉日 屋久島にて　望月礼子

● 冒頭で紹介した症例の疾患名は…

　ベル麻痺（特発性片側性末梢性顔面神経麻痺）でした。

　エマージェンシー臨床推論をどう進めるかというと、まず、年齢40歳であることから頭蓋内病変の可能性は低いと考えます。また、もし四肢にも麻痺があれば、ウオークインで来院せず、救急車を呼ぶはずなので、さらにその可能性は下がります。末梢性顔面神経の疾患だとすると、一番の鑑別に挙げるべきは、生涯罹患率が60人に1人程度と頻度が最も高いベル麻痺となります。

　ちなみに、診察時に「額のしわ寄せ」で左右差を確認できれば、末梢性の顔面神経麻痺と診断できるので、脳の画像検査（CT、MRI）は不要となります。もちろん他に麻痺がないことを確認します。末梢性顔面神経麻痺で、ベル麻痺との鑑別が必要なのは、水痘・帯状疱疹ウイルス感染症による顔面神経麻痺（ラムゼイ・ハント症候群）です。ラムゼイ・ハント症候群では後遺症が生じる頻度が高いので、早期診断と積極的な治療介入が必要です。耳介周辺の皮疹を見逃さないよう注意深く観察しましょう。

CONTENTS

"救急脳"を習得できる「二次元鑑別リスト」 ———— 002
 福井大学名誉教授　寺澤秀一

救急の場での貴重なリソース ———————————— 004
 群星沖縄臨床研修センター長　徳田安春

序 ——————————————————————————— 005

本書の使い方 ———————————————————— 010

主訴 背部痛

第1回	主訴＜腰痛＞での救急搬送で見逃せない疾患は？	015
第2回	主訴＜背部痛＞のレッドフラッグを極める	023
第3回	主訴＜腰痛＞における発熱と安静時持続痛の診かた	032

主訴 めまい

第4回	主訴＜めまい＞の救急患者への対応法	038
第5回	「回転性めまい＝末梢性」はNG	044
第6回	一過性のしびれを伴う＜めまい＞急患への対応法	052

主訴 一過性意識消失

第7回	主訴＜一過性意識消失＞への対処法	059
第8回	呼吸困難を伴う＜一過性意識消失＞の診かた	070
第9回	胸を手で押さえた後に生じた＜一過性意識消失＞	080
第10回	1分間の＜一過性意識消失＞に続く不穏	089

主訴 胸痛

- 第11回 ＜胸痛＞後に持続する心窩部圧迫感をどう診る？ ―― 096
- 第12回 主訴＜吸気時の胸痛＞に潜むピットフォール ―― 104
- 第13回 ＜昨夜、突然始まった胸痛＞の診かた ―― 113
- 第14回 「右下顎の激痛後に生じた胸痛」から分かること ―― 123

主訴 片麻痺

- 第15回 主訴＜片麻痺＞最大のピットフォールはアレ！ ―― 130
- 第16回 ＜片麻痺＞患者をCT室に送る前の必須検査は？ ―― 137
- 第17回 ＜突然発症し変動する片麻痺＞の原因は？ ―― 145

主訴 頭痛

- 第18回 主訴＜頭痛＞の救急患者への対応法 ―― 153
- 第19回 主訴＜頭痛＞で決して見逃してはいけない疾患 ―― 162
- 第20回 主訴＜起き上がれない頭痛＞の診かた ―― 172

主訴 呼吸困難

- 第21回 ＜呼吸困難＞の超緊急疾患は6つ、全部言える？ ―― 181
- 第22回 著明な喘鳴を喘息と決めつけてはいけない ―― 190
- 第23回 気胸が緊張性気胸に移行、その瞬間を見た！ ―― 200

主訴 腹痛

- 第24回 主訴＜腹痛＞の鑑別疾患をどう整理し理解するか ―― 208
- 第25回 女性の腹痛、妊娠反応検査はいつする？ ―― 216
- 第26回 主訴＜腹部激痛＞なのに軟らかい腹の謎 ―― 225

疾患索引 ―― 231

本書の使い方

[用語解説]

●二次元鑑別シート

救急で大切な2つの軸（重症度・緊急度）で分割したもの。横軸を重症度、縦軸を緊急度とする。疾患名を自由に書き込み、自習に使えるのが「二次元鑑別シート」（図A）。

●二次元鑑別リスト

二次元鑑別シートに、主訴ごとに想起すべき鑑別疾患を、重症度・緊急度の高低で分類し、記入したもの。本書では、8つの主訴ごとに二次元鑑別リストを提示しています。ポケットに入れて携帯できるポケット版（図B、巻頭に掲載）を切り離して活用ください。

●レッドフラッグ（危険信号）

重症度・緊急度の高い疾患を示唆する所見。主訴ごとにレッドフラッグは異なるものの、複数のレッドフラッグに該当する症例では、重症度・緊急度が高まります。

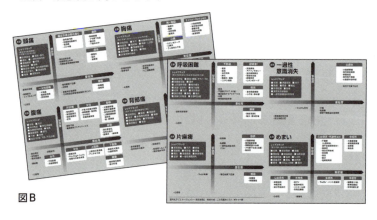

図B

本書の使い方

重症度

緊急度

レッドフラッグ

主訴

図A

> 本書の活用法

　本書では、救急隊からの病院連絡（収容要請）を基に、救急搬送される患者※にどう対応するかを症例ベースで解説します。読み進むことで、時間のない救急現場で迅速に診断するための「エマージェンシー臨床推論」を体得できます。"救急脳"を育てるためには、以下に示す学習法（ステップ1～6の実践）がお勧めです。

※明らかな外傷がなく、内因性疾患が原因で救急搬送される成人患者を想定。

ステップ1　書き出す

二次元鑑別シートに、主訴ごとの鑑別疾患とレッドフラッグを記入する。救急車到着までの時間を想定し、時間制限（5分間）を設けた上で実践しましょう。

ステップ2　書き出したものを他の誰かと見せ合う

＜ステップ1＞の結果を見せ合いましょう。主訴に対して、どのような病態生理を考え、鑑別疾患やレッドフラッグを挙げていったかをお互いに発表し合うことで、想起できなかった疾患やレッドフラッグについて学ぶことができます。

ステップ3　本書を読んで症例を疑似体験する

本書に記載されている病院連絡を読み、その情報だけで、自分なりに考えた鑑別疾患と確認したいレッドフラッグを二次元鑑別シートに記載しましょう。処置や検査の順番も考えてみてください。その後、本文を読み進めて、先に自分が考えた鑑別疾患で十分か、不足していたことはないかなどを確認してください。

ステップ4　ステップ1〜3のプロセスを繰り返す

何度かこのステップを繰り返しましょう。

ステップ5　臨床現場で実践する

実際の臨床症例でも、病院連絡の内容を基に自分なりの二次元鑑別リストを作成し、患者の病着後の対応を考え、実践しましょう。

ステップ6　症例の振り返りにも

症例の振り返りの際にも、二次元鑑別リストとレッドフラッグを活用してください。どのレッドフラッグに該当したのか、鑑別のポイントはどこだったのかをしっかり振り返ることで、あなたの"救急脳"は着実に成長します。

さあ、皆さん、救急搬送患者に自信を持って対応できるよう、一緒に"救急脳"を習得していきましょう！

第1回 ［主訴］背部痛① ── 1

主訴＜腰痛＞での救急搬送で見逃せない疾患は？

　皆さん、こんにちは！ これから、救急の場で遭遇しやすい主訴ごとに、救急医が行っている鑑別診断の過程を可視化していきます。

　早速ですが、「成人の救急搬送症例、主訴＜背部痛＞」で、皆さんはどんな鑑別疾患を考えますか？ 腰痛も背部痛に含めて考えていきます。

　図1-1は、救急科専門医10人へのアンケートを基に私が作成した救急現場における背部痛の「二次元鑑別リスト」です。救急では重症度と緊急度が重要なので、この2軸を用いた「頭の中の引出し」をまず作ることが重要だと思います。救急で大切な2つの軸（重症度・緊急度）で分割した4つの枠に、該当する疾患名を挙げ、通称「小引出し」として臓器別や概念別にまとめ、疾患概念の視覚化を図ったのが、この「二次元鑑別リスト」です。「右上」にくる疾患は重症度・緊急度ともに高い疾患で、救急で見逃してはいけない疾患です。なお、各枠内での位置関係は問わないこととしています。

　救急医は無意識下に疾患分類をあらかじめしているので、救急隊からの病院連絡に含まれるキーワードを基に秒単位での臨床推論を行い、病院連絡の終わりには大抵は幾つかの鑑別疾患に絞っています。患者病着後には、その推論に沿って情報を確認・検証し、病院連絡を基に挙げた鑑別疾患の妥当性が低ければ、再度キーワードを

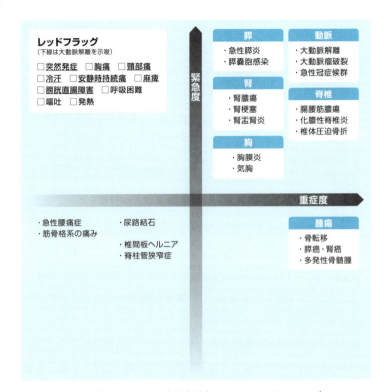

図 1-1　主訴＜背部痛＞の二次元鑑別リストとレッドフラッグ

二次元鑑別リストでは、救急で大切な2つの軸（重症度・緊急度）で分割した4つの枠に、該当する疾患名を挙げています。軸は、重症度は右側が「入院が必要」、緊急度は上側が「直ちに治療介入が必要」です。重症度・緊急度ともに高い「右上」の疾患は、救急で特に注意が必要です。なお各枠内での位置関係に意味はありません。レッドフラッグとは「見逃してはいけない疾患を示唆する徴候や症状」を意味します。下線のレッドフラッグは大動脈解離を示唆します。

収集し推論を行っていきます。救急医の迅速な臨床推論を伝える教育ツールとして開発したのが、この二次元鑑別リストです。

　本書では、主訴ごとに整理した二次元鑑別リストを提示し、そこに情報を追加しながら鑑別疾患を絞り込む――という、救急医ならではの臨床推論（エマージェンシー臨床推論）の軌跡を提示します。

鑑別疾患を絞り込むときに重要となるのがレッドフラッグ（危険信号）です。主訴ごとにレッドフラッグは異なりますが、レッドフラッグを呈する患者では、重症度・緊急度が高い、右上にある疾患の可能性を考える必要があります。複数のレッドフラッグを呈する患者は要注意です。主訴が背部痛の場合のレッドフラッグは、「突然発症」、「冷汗」、「胸痛」などとなります。

　ところで、このアンケート時に、成人の救急搬送症例という設定で、各主訴ごとに鑑別疾患を記入してもらったのですが、ある先生から「バイタルが分からないと、鑑別書けないよ〜」という声が上がりました。そうなんです。救急医は、普段網羅的に鑑別疾患を挙げません。患者情報とバイタルサインから鑑別疾患を瞬時に絞り込みます。緊急度が高い疾患を多く扱うからこそ、また緊急度が高くなくても、多数の患者を迅速に診断治療することが求められる初療室では、「多くの症例を経験し、必然的に直感的思考と分析的思考が磨かれ、診断能力が向上する」といえるかと思います。この書籍では、そんな救急医の思考プロセスをひも解きたいと考えています。

　では、実際の症例を基に、この二次元鑑別リストを用いて鑑別を進めてみましょう。まずは救急隊からの病院連絡です。

> **救急隊**
>
> 「患者さんは64歳男性。50分前からの腰痛です。平素から腰痛歴があります。現在立ち上がれない、普段と違う痛みを訴え、救急車を要請しました。なお、左下肢が冷たい感じがするとのことです。明らかな麻痺は認めません」

　ここまでの情報で、どんな疾患を考えますか？　疾患名が浮かんだら、次に進んでください。

研修医タロウ

「急性心筋梗塞、腰椎圧迫骨折、急性腰痛症を考えます」

救急医M

「心筋梗塞で下肢の冷たさはくるかな？」

救急医Mの頭の中

突然発症の背部痛となると、大動脈解離、急性冠症候群、椎体圧迫骨折、椎間板ヘルニア、尿路結石などに鑑別は絞られてくる。さらに、左下肢の冷感を追加すると、大動脈解離のみ残る（**図1-2**）。Mのいる二次救急病院では心臓血管外科手術を要するStanford A型の大動脈解離に対応できないため、A型だろうかB型だろうかという思考が次に駆け巡る。

続く病院連絡です。

救急隊

「バイタルは意識清明です。血圧180/80mmHg、脈拍数70回/分・整、呼吸数18回/分、SpO_2 96%（室内気）、体温36.2℃です」

ここまでで、何を考えますか？ 確認したいことはありますか？

救急医Mの頭の中

血圧が高いし、脈圧差も大きい。本物の大動脈解離だ！ A型の可能性もある。

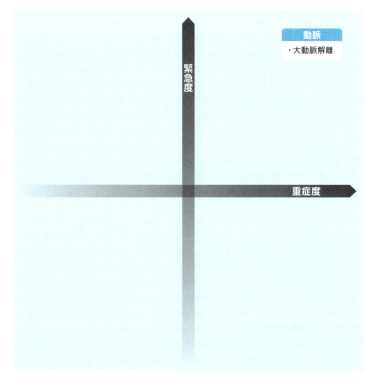

図 1-2　主訴＜背部痛＞に突然発症と左下肢の冷感を追加した際の鑑別疾患

軸の目安は、重症度は右側が「入院が必要」、緊急度は上側が「直ちに治療介入が必要」で、重症度・緊急度ともに高い「右上」の疾患は救急疾患として特に要注意。なお各枠内での位置関係に意味はなし。

> **救急医 M**
>
> 救急隊に対して、「胸痛はありますか？」

> **救急隊**
>
> 「右前胸部の軽度違和感のみです」

救急医Mの頭の中

大動脈解離をまず疑う。脈圧差大きく、大動脈解離から大動脈閉鎖不全を来した可能性も考えられるが、胸痛がはっきりしないのでA型とは断定できない。当院が搬送拒否したら別の病院選定や連絡で何分も要するだろう……。

救急医M

院内スタッフに対して、「B型の大動脈解離として受け入れ、もしA型だったら速やかに転送しよう。CT室押さえておいて！」

看護師

「造影ラインを用意しますか？」

救急医M

「そうですね、お願いします！」

　ということでチーム全体で事前鑑別を共有し、準備万端で受け入れました。

　病着後、バイタルサインが崩れていないことを確認し、鎮痛薬静注し速やかにCT検査を施行。単純CTで大動脈解離の診断となり、造影CTでA型の大動脈解離の診断となりました（**図1-3**）。直ちに転送調整を開始し、病着から1時間後には三次救急病院へ到着。

　転送後ICUへの移動中に「本当に胸は一度も痛くならなかったんですか？」と聞いたところ、初めは痛かったとのこと。詳細をまとめると以下の通りでした。

　「突然生じた背部痛の約3分後に右前胸部の激痛あり。その後胸痛は改善し、救急隊現着時には右前胸部（乳頭の高さ）直径3cm程度の範囲での違和感になっていた」

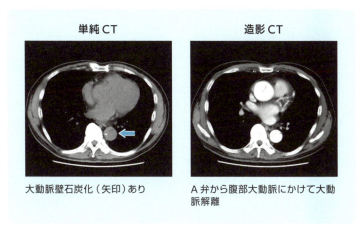

図1-3 病院到着後5分で撮影した胸腹骨盤CT像

　実は胸背部痛だったのです。
　この患者のその後の経過ですが、上行血管置換術後、経過良好で術後23日目に独歩退院となりました。なお、左下肢の冷感は左総腸骨動脈まで広がった大動脈解離によるものでした。事前に鑑別疾患を挙げられたからこそ、救命できた症例といえます。
　このように主訴ごとに二次元鑑別リストを頭の中に持ち、右上の疾患は絶対に見逃してはいけない疾患として認識しておけば、患者情報（年齢、性別、主訴、簡単な現病歴）から迅速に診断を絞り込むことが可能となり、救命につながるはずです。
　救急隊は患者接触前から救急隊として考え、患者から情報を集め、整理した上で病院連絡の電話をします。その病院連絡からいかに情報を得るか、また、病着後に、病院連絡で得られなかった情報をどう収集するかも、救急の現場では重要です。
　情報を追加していくことで、鑑別リストがダイナミックに変動します。また、救急医はカルタ取りの名人のように、様々な情報を基

に瞬時に判別しているともいえます。救急ならではのスピード感を楽しみながら、読み進めてください。

> ▶ Take-home messages
>
> レッドフラッグは全経過で確認することが大切。患者には「他に症状はなかったですか？」と聞くよりも、レッドフラッグを1つずつ挙げ、その有無を聞きましょう。
>
> 例)「この腰痛が始まってからの様子を伺います。一度も胸の痛みはなかったですか？」

第2回 ［主訴］背部痛② ── 2

主訴＜背部痛＞の
レッドフラッグを極める

　今回は背部痛（腰痛含む）のレッドフラッグについて、掘り下げてみましょう。レッドフラッグは医療では「見逃してはいけない疾患を示唆する徴候や症状」を意味します。

　図2-1は、救急現場における背部痛の「二次元鑑別リスト」です。

　主訴＜背部痛＞で重症度・緊急度が最も高いのは大動脈解離です。なお、ここで記載している大動脈解離は急性大動脈解離を指します。次いで急性冠症候群が分単位での緊急介入の必要があります。

　他に背部痛患者で念頭に置くべきは、急性膵炎や腎盂腎炎、腎膿瘍、腎梗塞です。腎梗塞があれば感染性心内膜炎（IE）も考慮する必要があります。脊椎・傍脊柱の疾患としては椎体圧迫骨折、腸腰筋膿瘍、化膿性脊椎炎があります。腸腰筋膿瘍と化膿性脊椎炎は確定診断に必要な検査がそれぞれ造影CT、MRIと異なる点が要注意です。まれに胸膜炎や気胸が原因で背部痛を訴えることもあります。この二次元鑑別リストには記載していませんが、胸部疾患、腹部疾患（急性胆嚢炎など）も鑑別が必要となることがあります。

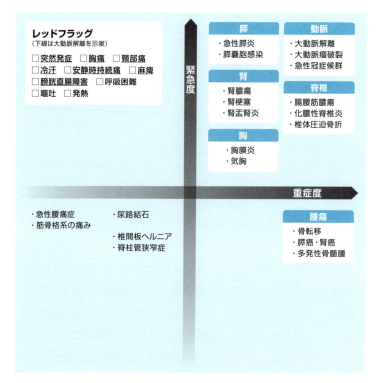

図 2-1　主訴＜背部痛＞の二次元鑑別リストとレッドフラッグ

軸の目安は、重症度は右側が「入院が必要」、緊急度は上側が「直ちに治療介入が必要」で、重症度・緊急度ともに高い「右上」の疾患は救急疾患として特に要注意。なお各枠内での位置関係に意味はなし。

研修医タロウ

「重症度・緊急度別に鑑別疾患を考え、特に右上にくる疾患を見逃さないというのは理解できるのですが、それぞれの疾患に特徴的な症状があるのでは、覚えられる自信がありません」

	大動脈解離全体（%）	A型（%）	B型（%）
何らかの疼痛	95.5	93.8	98.3
突然発症	84.8	85.4	83.8
胸痛	72.7	78.9	62.9
背部痛	53.2	46.6	63.8
腹痛	29.6	21.6	42.7
耐え難い激痛	90.6	90.1	90
引き裂かれる痛み	50.6	49.4	52.3
移動する痛み	16.6	14.9	19.3
失神	9.4	12.7	4.1

（Hagan PG et al, JAMA 2000; 283:897-903.を一部改変）

表2-1 急性大動脈解離（Stanford A型、B型）における症状の発現頻度の違い[1]

> **救急医 M**
> 「実はそうでもないんだよ。まずは大動脈解離に特徴的な症状について、文献を基に考えてみよう（**表2-1**）」

　表2-1から分かるように、大動脈解離の症状として多いのは痛みで、その性状として多いのは激痛、突然発症、胸痛、背部痛、引き裂かれる痛みの順です。有名な移動する痛みを確認できれば有益ですが、患者が訴える頻度は約16％と低く、この痛みを認めなくても大動脈解離は除外できません。また失神を主訴とする例があることも覚えておきましょう。そのため、大動脈解離を示唆する症状として確認が必要なのは以下となります。

大動脈解離を示唆する症状（最低限確認すべきもの）
  □突然発症　□胸痛　□頸部痛　□背部痛　□冷汗
  □安静時持続痛　□麻痺　□膀胱直腸障害

解離が広がることで生じ得る症状
  □痛みの移動　□頭痛　□腹痛　□失神　□意識障害

　これらは大動脈解離を考慮した場合に追加聴取すべき、大動脈解離に特徴的な症状です。まずは背部痛のレッドフラッグを評価し、大動脈解離の可能性があると判断した場合に、これらの症状について追加で聴取するといいでしょう。大動脈解離は突然血管が裂ける疾患であるため、もれなく突然発症ですが、後述のように、痛みの閾値が高い場合や、激痛で一過性意識消失があった場合は患者が突然発症として訴えないことがある点も覚えておきましょう。

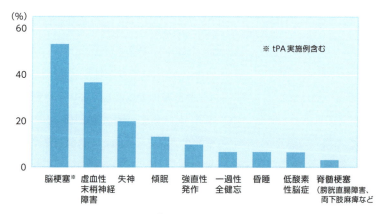

（Gaul et al, Stroke 2007; 38: 292-7 を一部改変）

図 2-2　急性大動脈解離（Stanford A 型）における神経学的症状[2]

初期から神経学的症状を呈したのは全体（n=102）の約3割（n=30）。これら神経学的症状の半数は一過性だった。

研修医タロウ

「これまでは、痛みの移動ばかり患者さんに聞いていました。これからは突然発症、激痛、胸痛、背部痛の順に確認しようと思います」

救急医 M

「その調子！1つずつ、それぞれの症状が意味することを理解して頭の中の引出しに整理していけるといいね。もう1つ大事なのは「大動脈解離＝激痛」となりがちだけど、高齢者や糖尿病既往があると、「なんとなく苦しい」程度の主訴で来院することもあるので要注意です。もう1つ文献を見てみよう（図2-2）」

　Stanford A型大動脈解離で、大動脈解離により頭部への虚血が起きると、脳梗塞や失神、強直性発作（痙攣）、低酸素性脳症などが起こります。とはいえ、脳梗塞症状を呈する大動脈解離患者に誤ってtPA（組織プラスミノーゲンアクチベーター）を施行してしまうと、まさに命取りになります。脳梗塞と診断し治療を開始する際は、大動脈解離をきちんと除外しなければなりません。

　また、1％とまれですが下行大動脈の解離によって、肋間動脈・腰動脈の背枝の枝であるAdamkiewicz動脈（大前根動脈）に血流障害が生じた場合は、胸髄中部の虚血により脊髄横断症状を呈します。このとき下流の前脊髄動脈支配域の運動神経が冒されやすく、下肢の対麻痺を来すことがあります。また膀胱直腸障害（排尿・排便障害や肛門周囲の感覚障害）を呈することもあります。この麻痺の症状も様々で、不可逆的で重篤な場合もあれば一過性で消失する場合

もあります[3]。

> **研修医タロウ**
> 「大動脈解離の症状が一過性とか、痙攣とか、胸背部痛を覚えていないこともあるなんて、お手上げですよ！」

> **救急医 M**
> 「大動脈解離は、症状が全身に及ぶ可能性があるから奥深いね。虚血が一過性のときは症状も一過性となるわけだね。一過性であれ、特徴的な症状の有無を忘れずに確認する習慣を身に付けよう。健忘や意識障害で疼痛症状を訴えないこともあるので、バイタルサインや発症状況をしっかり聴取して、総合的に判断することも大切だね。そして大動脈解離の可能性があると判断したら、造影 CT で確認することが救急医の責任だよ」

　背部痛患者全例に造影 CT を撮るのではなく、臨床症状で大動脈解離を除外できない場合に画像診断に進むということです。D ダイマー、胸部 X 線検査、超音波検査は診断の参考にはなりますが、完全除外のツールではありません。大動脈解離の可能性が高いと判断した場合、腎機能のデータを待たず造影 CT で診断することで、救命できる症例もあると考えます。救急は時間との勝負なのです。

　次に図 2-1 で挙げたレッドフラッグについて 1 つずつ、大動脈解離の場合の意味を確認してみましょう。

- **突然発症**：血管が裂けるため突然、症状が生じる。ただし、高齢者や糖尿病などの基礎疾患を有する患者では痛みを訴えないこともある。

■ **胸痛**：上行から下行大動脈にかけての解離時に生じる。

■ **頸部痛**：総頸動脈や椎骨動脈などの解離時に生じる。背部痛＋頸部痛を来すのは A 型のみ。背部痛を主訴で救急外来を受診し大動脈解離が疑われる患者に一過性でも頸部痛を認めた場合は、速やかに心臓血管外科のある病院への転送を考慮すべき。

■ **冷汗**：激痛によるカテコラミンが放出されることで生じる。

■ **安静時持続痛**：中膜が裂け、entry から偽腔への血流があると安静時持続痛となる。ただし早期偽腔閉塞型の大動脈解離では偽腔への血流が消失するため、激痛が消えることもある。

■ **麻痺**：頸動脈解離の場合は脳梗塞症状として片側性麻痺（上下肢麻痺）、または四肢の血流低下では虚血の症状として一肢麻痺を来す。前述した通り、下行大動脈の解離で対麻痺（両下肢）を呈することもある。

■ **膀胱直腸障害**：脊髄への虚血の結果、排尿・排便障害や肛門周囲の感覚障害を呈することがある。

> 研修医タロウ
> 「大動脈解離の場合、様々な麻痺が生じ得るんですね」

> 救急医 M
> 「そうだね。麻痺以外にも、全身に症状が出る可能性があることも覚えておこう」

最後に大動脈解離以外で、背部痛の二次元鑑別リストの右上に提示した疾患についても考えてみましょう。背部痛のレッドフラッグは、これら疾患に特徴的な症状と重なります。

- **突然発症**……腎梗塞、急性冠症候群、気胸、椎体骨折（左下の疾患では尿路結石）
- **胸痛**……急性冠症候群、胸膜炎
- **頸部痛**……大動脈解離以外で激痛はない。急性冠症候群ではまれに放散痛（左側頸部のしびれ）がある
- **冷汗**……急性冠症候群など
- **安静時持続痛**……腸腰筋膿瘍、化膿性脊椎炎、急性膵炎、腎膿瘍、腎梗塞、胸膜炎（左下の疾患では尿路結石）
- **麻痺（下肢）**……腸腰筋膿瘍、化膿性脊椎炎（左下の疾患では椎間板ヘルニア）

また、呼吸困難や嘔気嘔吐では、以下の疾患が鑑別に入ります。

- **呼吸困難**……胸膜炎、気胸（吸気時の胸痛）
- **嘔吐**……急性膵炎、激痛による嘔吐もあり

　背部痛を訴える救急患者では、まず1分程度でこれらレッドフラッグに関連しそうな情報を把握し、重症度・緊急度の鑑別を行うことが大切です。

　とはいえ二次救急病院での実臨床では、主訴＜背部痛＞を訴えて来院する患者で圧倒的に多いのは、尿路結石、急性腰痛症、椎体圧迫骨折でしょう。すなわち、図2-1では左下（重症度・緊急度ともにさほど高くない）にくる疾患です。これら左下の疾患を迅速に診断するため、疾患別の特徴も挙げておきます。

- **尿路結石**……突然発症、激痛、間欠痛、立位での増悪なし
- **急性腰痛症**……突然発症、体動時痛（安静時持続痛ほぼなし）、受傷起点あり（発症時の姿勢、重量物運搬など）
- **椎体圧迫骨折**……発症前の転倒歴、体動時痛（坐位・立位で増悪する疼痛）。ちなみに、不安定型椎体骨折時は加療が必要なため右上に記載しました。

　バイタルなど病着前の情報なども基に緊急度・重症度を判断した上で、間欠痛なら尿路結石の可能性が高い、安静時持続痛はないがストレッチャー移乗時に背部痛増悪があれば（＝体動時痛）急性腰痛症の可能性が高い、というように、数十秒で選別ができます。ただし、右上の疾患である、化膿性脊椎炎も体動時痛を認めます。安易に急性腰痛症と診断する前に、安静時持続痛、発熱や疼痛増悪（日単位）の有無をしっかり確認する必要があります。

参考文献

1）Hagan PG et al, JAMA. 2000;283:897-903.
2）Gaul et al, Stroke. 2007; 38: 292-7.
3）日本循環器学会ら.『大動脈瘤・大動脈解離診療ガイドライン（2011年改訂版）』

第3回 ［主訴］背部痛③ ─── 3

主訴＜腰痛＞における発熱と安静時持続痛の診かた

　最初に質問です。救急の臨床推論は他科の臨床推論と何が違うのでしょうか？

　救急は教育ポイントがざっくざく、宝の山ほどありますが、短時間で診断治療にたどり着く必要があります。そのため、初療室で初期研修医たちとゆっくり話しながら診療することは難しく、教育担当者としてジレンマがありました。そこで救急医の思考過程をひも解きながら、言語化・視覚化した教育ツールとして二次元鑑別リストを作るに至りました（第1回）。

　さて早速ですが、救急隊からの病院連絡です。ちなみに季節は夏を想定しています。皆さんはどんな鑑別疾患を考えますか？

> **救急隊**
>
> 「55歳男性、主訴は腰痛です。脊柱管狭窄症で近医通院中。昨日農薬噴霧のために20kg程度の物を背負い作業したそうです。帰宅後、板の間で寝て、本日起床時より腰痛で体動困難のため救急要請となりました。体動時痛はあるも、歩行はなんとか可能です。収容可能でしょうか？」

| 研修医ジロウ
「しびれ・麻痺はありますか？」

| 救急隊
「ありません」

　ということで、搬送を受けました。バイタルサインは、意識清明、血圧152/131mmHg、脈拍数81回/分・整、呼吸数13回/分、SpO_2 98%（室内気）、体温測定中とのこと。
　この日の初療室は混んでいて、この時点で3人の救急搬送患者の診察中でした。

| 救急医Mの頭の中
55歳男性の腰痛。麻痺・しびれがなくて、重量物作業後なら、急性腰痛症でよいだろう。早く返そう。ベッドを空けないといけない。

　到着した患者は活気あり、麻痺・しびれはなく、骨折を疑う背部叩打痛もないことを救急医は手早く確認しました。

| 患者
「昨日は重い噴霧器しょってさー、疲れて板の間で寝ちゃったんだよね。床が硬かったから、こんなに痛くなったんだと思う」

　来院前から用意していた鎮痛坐薬（NSAIDs 50mg）を挿肛し、観察室で休んでもらいました。20分ほどして、「（病院の）ベッドが硬いんだよ！ 腰痛くなっちゃうよ」などとコールがありましたが、その後、坐薬の効果で歩行可能となったのを確認し、帰宅・経過観

察としました。

　しかし、それだけでは終わりませんでした。

　3日後に再度、腰痛増悪で救急搬送され、鎮痛薬内服下にもかかわらず37.5℃と発熱があり、精査のため腰椎MRI検査を施行した結果、化膿性脊椎炎と診断され入院となりました。

　この症例では、初診時の診断を誤ったということになります。

　実は初診時体温が38.4℃あったのですが、その日の初療室は混んでいて直感的に急性腰痛症と診断した後、救急医は体温の確認を怠っていました。痛恨のミスです。もちろん急性腰痛症と診断していたので、血液検査は施行していません。

　多忙であったとはいえ救急医が、腰痛（背部痛）時に発熱への注意をあまり払わなかったのが、見逃しの原因と考えます。鎮痛薬の解熱作用により、発熱はマスクされてしまうこともあるため、腰痛（背部痛）初診での発熱の見逃しは厳禁でした。

　振り返ってみると、患者は安静時に「（病院の）ベッドが硬い」と訴え、ベッドから降りようとしていました。それほど安静でも痛かったわけです。再搬送時も「家の枕も合わなくなった」と発言していました。これはまさに安静時持続痛というレッドフラッグを意味していたのでした。

　臨床現場では、直感的思考による診断も多々あります。ただ直感的に診断したときこそ、分析的思考で**図3-1**の右上に示した疾患（重症度・緊急度が高い疾患）を見落としていないか再確認することが大切です。

　図3-1のレッドフラッグを用いて今回の症例を見直すと、「突然発症」は見つけましたが、「安静時持続痛」を見つけることができませんでした。

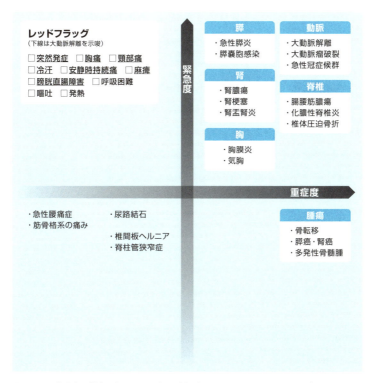

図3-1 主訴＜背部痛＞の二次元鑑別リストとレッドフラッグ
軸の目安は、重症度は右側が「入院が必要」、緊急度は上側が「直ちに治療介入が必要」で、重症度・緊急度ともに高い「右上」の疾患は救急疾患として特に要注意。なお各枠内での位置関係に意味はなし。

■ **突然発症**：秒単位で起きたか？ この症例では起床時からの腰痛ということで突然発症と考えました。起床時なので、体動に伴う突然発症であり、かつ椎体圧迫骨折の所見はなかったため、急性腰痛症と考えました。なお、体動に関係なく安静時に突然発症した腰痛（背部痛）であれば、血管性（大動脈解離、急性冠症候群）の可能性を考慮する必要があります。

■ **安静時持続痛**：急性腰痛症であれば、安静時持続痛はないはず。患者が経過観察中にベッド上でも腰痛を訴えたら、本当に安静が保たれているかをまず見て、安静時持続痛の評価を行い、安静時持続痛があれば、他の疾患の可能性を精査すべきでした。

　加えて、レッドフラッグ同様にきちんと評価すべきバイタルサインの確認が不十分でした。発熱は炎症を示唆します。初診時に38.4℃あったわけで、その原因を精査しなければならなかったのです。熱発を認めなくても、発熱をマスクする解熱薬やステロイドの内服がないかも、来院時にはしっかり確認すべきでしょう。

　今回お示しした背部痛のレッドフラッグは、一般的な腰痛診療におけるレッドフラッグと一部異なります。腰痛診療ガイドライン（「腰を診る──新しい腰痛診療ガイドラインから」）で示されている腰痛診療のレッドフラッグである、胸痛や神経症状、安静時持続痛などは同じですが、体重減少・脊柱変形などは異なります。後者は、主に慢性疾患（癌の骨転移や慢性炎症性疾患）を示唆するもので、救急の現場を訪れる患者の主訴とはなりにくいためです。

　救急では緊急性の高い疾患に対応します。急性大動脈解離や急性冠症候群など重症度・緊急度ともに高い疾患を秒単位で鑑別するために、ゆっくりと病歴聴取をする時間がない場合があります（まさに救急対応時！）。救急の場における臨床推論では時間軸が重要であり、それが救急と他科との臨床推論の大きな違いなのです。そのため、通常のプライマリ・ケアで用いられているレッドフラッグは、重症度・緊急度の高い鑑別が該当しない場合に確認していく項目となります。

▶ Take-home messages

① 腰痛で発熱あれば要精査！

発熱は炎症を示唆します。また、発熱をマスクする解熱薬やステロイドの内服がないかも、来院時にはしっかり確認しましょう。

② 「いつものベッドが合わない」は安静時持続痛と考える

患者が経過観察中にベッド上でも腰痛を訴えたら、本当に安静が保たれているかをまず見て、安静時持続痛の評価を行いましょう。

箸休めコラム

レッドフラッグなど各種フラッグの歴史についてご紹介します。

　1991年にEBM（Evidence-Based Medicine、根拠に基づく医療）の概念が提唱され、世界で初めて作成されたガイドラインが1994年の「成人の急性腰痛診療ガイドライン（AHCPR；米国医療政策研究局）」でした。この中で、以下のようにレッド／イエロー／ブルー／ブラックの各フラッグの概念が提唱されました（BMJ. 2002;325:534-7.）。

レッドフラッグ：緊急度・重症度の高い疾患を示唆する所見
イエローフラッグ：心理学的因子
ブルーフラッグ：職場に関連した問題
ブラックフラッグ：患者を取り巻く社会的問題

第4回 ［主訴］めまい①

主訴＜めまい＞の救急患者への対応法

今回は主訴＜めまい＞です。

めまいは二次救急病院の救急搬送で多い主訴の1つです。圧倒的多数の末梢性めまいに紛れてやってくる、中枢性めまいを見逃さないポイントを押さえれば、めまいの診療が楽しくなることでしょう。

研修医ジロウ

「めまいは患者ごとに様々な訴えがあるし、何を聞いたらいいのか、どこまで検査したらいいのか、ポイントが分からなくて苦手な主訴です。全例でCT検査を指示する先生もいるし、M先生は初めからCTをオーダーすると怒るし……」

救急医M

「めまいで大事なのは病歴です[1]。具体的にどのように病歴を聞いたらよいのか理解するために、まずは頭の中の引出しを整理していきましょう。画像検査を必要とする中枢性めまいは実臨床では少なく、病歴から中枢性を除外できれば画像検査は必要ないのです」

主訴＜めまい＞の鑑別疾患とそれに対するレッドフラッグについ

第4回 主訴＜めまい＞の救急患者への対応法

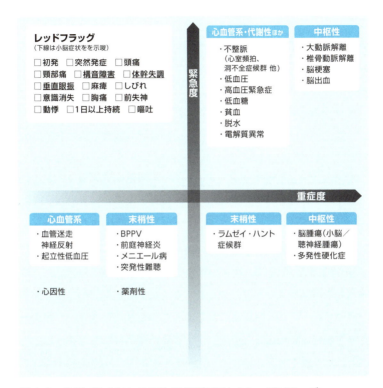

図 4-1　主訴＜めまい＞の二次元鑑別リストとレッドフラッグ

BPPV：良性発作性頭位めまい症
軸の目安は、重症度は右側が「入院が必要」、緊急度は上側が「直ちに治療介入が必要」で、重症度・緊急度ともに高い「右上」の疾患は救急疾患として特に要注意。なお各枠内での位置関係に意味はなし。

て考えてみましょう（**図4-1**）。レッドフラッグは「見逃してはいけない疾患を示唆する徴候や症状」を意味します。

　二次元鑑別リストは、「主訴ごとに頭の中に鑑別疾患の引出しを作る」という目的で作成したものです。救急で大切な2つの軸（重症度・緊急度）で分割した4つの枠に、該当する疾患名を挙げ、通称「小引出し」として臓器別や概念別にまとめ、疾患概念の視覚化を図

039

りました。すなわち、救急医による疾患分類を整理したものが二次元鑑別リストです。右上にくる疾患は重症度・緊急度ともに高い疾患で、見逃してはいけない疾患です。なお、各枠内での位置関係に意味はありません。

　めまいは、中枢性、末梢性、心血管系・代謝性などに分類できます。見逃してはいけないめまいとその頻度は、脳血管疾患（脳卒中、TIA）6％、不整脈1.5％、脳腫瘍1％未満です[1]。また、臨床現場では末梢性の患者が最も多く、心血管系、中枢性が続きます。めまいは確定診断に至らない症例も多く、心因性は他の疾患を除外した後に診断すべきです。

　重症度・緊急度ともに最も高い図4-1の右上にくる疾患としては、まずは脳出血、脳梗塞。めまいを生じやすい脳梗塞の原因としては椎骨動脈解離があります。またごくまれに大動脈解離の進展による脳動脈解離や、大動脈解離による虚血で脳梗塞を呈することが報告されており、これらでもめまいが生じる可能性があります。心血管系では致死性不整脈が重症度・緊急度ともに高く、次に血圧異常（高血圧、低血圧）、低血糖、貧血、脱水、電解質異常などがあります。

　これら重症度・緊急度の高いめまいを生じるリスク因子としては、年齢（高齢）、既往など（脳卒中既往、心房細動、糖尿病、高血圧、脂質異常症、喫煙歴）があります。現病歴とバイタルサインの異常（血圧、脈拍数など）で中枢性めまいのリスクを評価することが、救急における臨床推論（エマージェンシー臨床推論）の大切な第一歩です。リスク因子が少なく、右上疾患のリスクが低いと判断できれば、実臨床で多い疾患を考慮して診察しながら、右上疾患を見落としていないか念のため確認していきます。

研修医ジロウ

「これまでに背部痛で大動脈解離の多彩な症状について勉強しましたが、めまいの鑑別に大動脈解離は思いつきませんでした！」

救急医 M

「大動脈解離によるめまいでは、突然発症や冷汗、安静時持続痛など、大動脈解離を示唆する他のレッドフラッグも含めて考えるといいでしょう。また、図4-1における右上の疾患のうち血管系・代謝性めまいを評価するには、初期検査として心電図、静脈血ガス検査（電解質、血糖、Hb、Lactateの項目）でよいということも見えてくるね」

次にそれぞれのレッドフラッグの中で、中枢性めまいを示唆するものを挙げます。下線は小脳症状を示唆します。

☐初発 　☐突然発症（血管が詰まる、破ける）　☐頭痛
☐頸部痛（椎骨動脈解離時）　☐<u>構音障害</u>　☐<u>体幹失調</u>　☐<u>垂直眼振</u>　☐麻痺　☐しびれ

不整脈（心室頻拍［VT］、洞不全症候群［SSS］、高度徐脈など致死性不整脈）を示唆するレッドフラッグは以下となります。不整脈の場合、めまいの性状は明らかな回転性めまいではなく、脈の飛ぶ感じやめまい感などが多いでしょう。不整脈を疑う所見があれば、直ちに心電図を評価しましょう。

☐意識消失　☐胸痛　☐前失神　☐動悸

また、貧血、脱水、電解質異常などを示唆するレッドフラッグは、以下です。これらでは、なんとなくふらつくなどの主訴が多くなりますが、時に回転性のめまいを訴える患者もおり、めまいの性状だけで鑑別は困難です。

☐ 1日以上持続

気道管理の上で、嘔吐の有無も評価しておくと、気道トラブルの予測に有効です。最後に疾患に特徴的な症状も紹介します。

- **脳腫瘍**：増悪するめまい、ふらつき
- **多発性硬化症**：複視、症状に増悪寛解がある
- **ラムゼイ・ハント症候群**：顔面神経麻痺、耳鳴、外耳水疱、耳痛、味覚障害（顔面神経膝神経節の水痘帯状疱疹ウイルスの再活性化による症状）。

二次救急病院に救急搬送される主訴＜めまい＞の患者は、回転性めまいを訴えることが多く、その診断は末梢性めまいがほとんどです。また、末梢性めまいとして多いのは、以下の疾患となります。その特徴をおさらいしてみましょう。

- **BPPV（良性発作性頭位めまい症）**：二次救急病院で最も多い疾患です。頭位変換で誘発するめまい、潜時（めまい誘発までの時間）、持続時間があり、安静で消失します。耳石の動きがめまいの誘因であるため、頭位変換後の潜時は通常2～10秒、持続時間は通常60秒以内であるのが特徴です[2]。
- **前庭神経炎**：先行する感冒症状、激しい回転性めまい、安静でも

改善せず、耳鳴・難聴なし
- **メニエール病**：突然発症のめまい、耳鳴、耳閉感
- **突発性難聴**：突然発症の難聴、耳鳴、耳閉感

　耳鳴は、脳腫瘍（聴神経腫瘍）でも起こることがあるので、めまいの経過を聞き取るのも大切です。

主訴＜めまい＞患者の病着時にまず聞くべきは

① **「じっとしていれば、めまいはやみますか？」**：この問いによって臨床で多いBPPVの可能性を評価できます。「トイレには行けましたか？」トイレに行けないほどのめまい（生理的欲求より強く、這ってでも移動できない）であれば、安静でも持続するめまいの可能性があり、中枢性めまいの評価に進む必要が高まります。

② **「立った時、左右どちらか片方にふらついたりはしませんでしたか？」**：これは体幹失調、脱力の評価が同時にできる質問で、中枢性めまいの拾い上げに有効です。

　①でBPPVが疑われれば、重症度・緊急度ともに低い可能性が出てくるので、ゆっくり右上の疾患を除外できます。また、①②で中枢性が示唆された場合、他のレッドフラッグも確認した上で、画像評価へ速やかに移行します。

参考文献
1) Mark C. Henderson、Lawrence M. Tierney Jr.、Gerald W. Smetana 編、山内豊明 監訳、『聞く技術　答えは患者の中にある第2版』（日経BP社）
2) 日本神経治療学会．『標準的神経治療：めまい』

第5回 ［主訴］めまい②——5

「回転性めまい＝末梢性」 はNG

研修医ジロウ

「めまいの鑑別とレッドフラッグが整理できたため、めまいの診察時間が短くなりました（第4回）。主訴＜めまい＞のほとんどは末梢性めまいで、頭部CTが必要な症例は少ないこともよく分かりました」

救急医M

「それはよかった。めまいは病歴が重要だと分かると、患者さんから短時間に確実な情報を聞き出す訓練の重要性も理解できるよね」

そんな会話をしているところに、救急隊からの病院連絡です。

救急隊

「59歳女性、主訴は回転性めまいです。40分程前歩行中に発症しました。その後も症状が持続し、体動でめまいが増悪し嘔吐もあったため、救急要請となりました。麻痺やしびれはありません」

> **研修医ジロウ**
> 「経過中に頭痛や意識消失はありませんか？」

> **救急隊**
> 「ないそうです」

　ということで、搬送を受け入れました。既往歴は高血圧症（未治療）、内服薬はなし。バイタルサインは、意識清明、血圧160/70 mmHg、脈拍数68回/分・整、呼吸数18回/分、SpO_2 95％（室内気）、体温36.0℃。

> **研修医ジロウ**
> 「体動で増悪する回転性めまいですね。僕に、任せてください！　潜時・持続時間が計れて完全消失するならBPPV（良性発作性頭位めまい症）の診断で帰宅です。あとは念のため中枢性めまいのレッドフラッグがないことをカルテに記載して終わりですよ」（自分、仕事できるなぁ……）

　病着時、ストレッチャーからの移動でめまいは増悪。坐位でもめまいは持続し苦しそうに閉眼していました。このようなめまいは初めてとのこと。呼び掛けで開眼するもすぐに閉眼。少量嘔吐あり。安静でも持続する強いめまいのため、中枢性めまいを考慮し頭部CTをオーダー。待ち時間に研修医に手早く所見を取ってもらいました。

> **研修医ジロウ**
> 「報告です。意識清明、脳神経の局所所見はなく、眼振、協調運動障害、小脳症状も認めませんでした。突然発症の回転性めまいなのでBPPVの診断で帰宅させたいです」

来院時所見

- **陰性症状**：頭痛、頸部痛、耳鳴、しびれ（一過性のしびれもなし）
- **GCS (Glasgow coma scale)**：15点（E4V5M6）、構音障害なし、血圧157/70mmHg、脈拍数70回/分・整、呼吸数18回/分、SpO₂ 96％（室内気）、体温34.9℃
- **神経**：瞳孔3/3mm 左右正円同大　対光反射＋/＋、脳神経Ⅱ-Ⅻ局所所見なし、眼振認めず、指鼻試験・膝踵試験・回内/回外試験は陰性
- **頭頸部／心音／呼吸音／腹部**：特記事項なし
- **四肢**：上肢 左右MMT5、しびれなし

救急医M

「ちょっと待って！ 突然発症と回転性めまいは確かにBPPVの特徴だけど、それだけで安易に診断はできないよ。めまいがやまないということは、潜時も持続時間も計れないわけだから、BPPVとは診断できないね[1]。1つずつの症状が鑑別診断と合う・合わないかを判断していくのが診断のプロセスだよ。この人は安静でも持続するめまいだから中枢性も考えて頭部CTをオーダーしたんだよね。それに、まだ確認していない中枢性めまいのレッドフラッグもあるけど、何かな？」

研修医ジロウ

（小さな声で）「えー、何でしたっけ？」

> **救急医 M**
> 「体幹失調についても、必ず確認しよう。聞き方にもコツがあるよ」（患者に対して、手振りを交えて質問）「体が左右どちらかに傾く感じはありませんでしたか？」

> **患者**
> 「そういえば歩いていたら左側に体が傾く感じがして、その直後にめまいがきました」

　なんと自発的訴えはありませんでしたが、ストレッチャー上半坐位で、今も左に傾く感じがするとのこと！ さらに体の傾く感じについて詳細を聞くと、「左側に髪を引っ張られる感じ」とのことでした。

> **研修医ジロウの頭の中**
> 僕がめまい以外に何かありますかって聞いたときは、言ってなかったのに……。

> **救急医 M**
> 「突然発症のめまいで、体幹失調あり、中枢性めまいだ！」

　直ちに救急医が眼振を再診察したところ、垂直眼振を認めました。垂直眼振があれば中枢性病変と考えてよいので[2,3]、この時点で中枢性めまいの臨床診断となりました。病着後約7分でした。
　垂直眼振評価は、正中線上（鼻を通る線）に検者の指を上下させそれを注視させて行います。指の動きを数秒ずつとめて眼球運動を観察するのがコツです。急速相の方向が眼振の向きとなります。なお、通常の開眼では眼球の上下運動は観察しにくいため、私は指で開眼させ観察しています（**写真5-1**）。

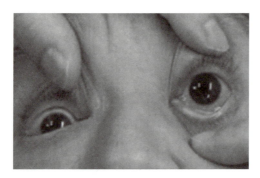

写真5-1 垂直眼振の診かた

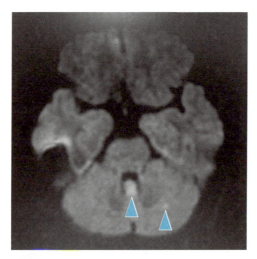

写真5-2 脳MRI拡散強調画像（DWI）
病変を▶で示す（小脳虫部、左小脳半球）。

　その後、CT検査で出血性病変を除外した上で、MRI検査を施行したところ、拡散強調画像で小脳虫部、左小脳半球に梗塞を認め、最終診断は小脳梗塞（小脳虫部、左小脳半球）となりました（**写真5-2**）。
　最後に、主訴＜めまい＞におけるレッドフラッグを見直してみま

しょう。下線があるのは小脳症状を示唆するものです。

□初発　□突然発症　□頭痛　□頸部痛　□<u>構音障害</u>
□<u>体幹失調</u>　□<u>垂直眼振</u>　□麻痺　□しびれ　□意識消失
□胸痛　□前失神　□動悸　□1日以上持続　□嘔吐

今回の症例では、「初発」、「突然発症」、「体幹失調」、「垂直眼振」、「嘔吐」にチェックが入ります。すなわち、突然発症の回転性めまいであり、この時点で心血管系・代謝性のめまいはほぼ除外でき、末梢性もしくは中枢性めまいを中心に考えることができます。なお、腫瘍によるめまいも徐々に出現すると考えられるため、ほぼ除外できます。

さらに、小脳症状を示唆するレッドフラッグである体幹失調と垂直眼振を認めたため、中枢性めまいと臨床診断しました。その後の画像診断で小脳虫部梗塞を認め、最終診断に至りました。左小脳半球に微細な梗塞巣があったことから、患側への傾きがあったと考えられます。

体幹失調と垂直眼振はともに、単独で中枢性めまいを意味するレッドフラッグです。ただし、その逆は成り立たず、体幹失調と垂直眼振がなくても、中枢性めまいは除外できない点も注意してください。

研修医ジロウ

「脳神経の所見を取るときに、垂直眼振は見えませんでした。回転性めまいと聞いたので、てっきりBPPVだと思いました。しかも協調運動障害がなくても小脳梗塞のことがあるんですね。体幹失調を聞かなかったら見逃していました。レッドフラッグは一つひとつが大切なんですね」

> **指導医 M**
>
> 「今回は主病変が小脳虫部梗塞だったから、四肢の運動失調が所見としてなかったわけだね[4]。今回は貴重なレッドフラッグ、体幹失調と垂直眼振の診かたを学べたね。次からは自分で聞き出せるようにしよう！ あとは、回転性めまいの性状は、眼振と合わないので患者さんに詳細を確認しないといけないね」

　研修医ジロウが確認したところ、「（病院での診察時）スロットマシーンのように、風景や先生の顔が上から下に落ちていく映像が続いていた」とのこと。なんと、回転性というのは縦方向だったのです！ 確かに、この患者さんの眼球運動は下眼瞼向き垂直性眼振で、上向き緩徐相なので、景色が上から下に落ちて見えていたと考えられます。

▶ Take-home messages

① 体幹失調と考える前に下肢麻痺との鑑別を

　別の症例ですが、「左側へのふらつきが強くて、壁伝いでないと歩けない」という訴えがありました。このような場合は下肢麻痺による傾きなのか、体幹失調なのかを確認する必要があります。その確認法としては「傾いたとき、左の手足にしっかり力が入りますか？」などが有効です。患者さんは「手も足も力は入っていました。体が傾くから左手でしっかり壁を押さえていたんですから」と教えてくれました。

　臨床ではよくあることですが、開かれた質問（open question）で訴えがなくても、閉ざされた質問（closed question）で大切な情報が得られることがあります。レッドフラッグについては一つひとつ具体的に質問し、症状の有無を確認することが大切です。

②「グルグル」するから横方向のめまいとは限らない。垂直眼振の可能性も念頭に

　救急隊に回転性めまいと言われた際や、めまい患者が「グルグルする」と訴えた際は、横方向と思い込みがちです。しかし、回転性といっても縦方向の回転もあるわけです。めまい患者ではどのようなめまいなのか、その性状をきちんと確認する必要があります。

参考文献

1) 日本神経治療学会.「標準的神経治療：めまい」
2) 神経治療. 2016;33:349-51.
3) 日本救急医学会、『救急診療指針 改訂第4版』（へるす出版）
4) Journal of Japanese Congress on Neurological Emergencies.2014;26:38-41.

第6回　［主訴］めまい③――**6**

一過性のしびれを伴う
＜めまい＞急患への対応法

研修医ジロウ

「めまいの診断に自信がついてきました！ めまいの鑑別疾患とレッドフラッグは頭に入ったし、垂直眼振も診たし」

救急医M

「いい感じだね。自分の脳内ファイルに、毎回症例を蓄積できるように、この調子で頑張ろう！」

そんな会話をしているところで、救急隊から病院連絡です。

救急隊

「72歳男性、主訴はめまいと頭痛です。8時発症、体動で増強し、安静で消失するめまいです。10時ごろめまいが増強し、右手のしびれと、右後頭部と肩の痛みを訴えています。バイタルサインは、意識清明、血圧176/86mmHg、脈拍60回/分・整、呼吸数18回/分、SpO_2 98％（室内気）、体温36.4℃。神経学的異常所見はありません。既往は高血圧のみです」

ということで、搬送を受け入れました。

研修医ジロウ

「体動で増強・安静で消失するめまいなら、BPPV（良性発作性頭位めまい症）ですが、しびれと頭痛・肩の痛みはBPPVでは説明がつかないですね。頭痛、しびれは中枢性めまいのレッドフラッグですね」

救急医M

「いいね。レッドフラッグをしっかり確認していこう」

研修医ジロウ

「頭位変換テストで、潜時8秒、持続時間60秒で完全消失するめまいです。めまいもしびれも消失しているので、BPPVでいいと思います」

来院時所見　10:53 病着

- 搬送中に右手指のしびれと頭痛は消失したとのこと。
- ストレッチャー上半坐位で落ち着いている、冷汗なし。
- **GCS（Glasgow coma scale）**：15点（E4V5M6）、構音障害なし。血圧186/94mmHg、脈拍59回/分・整、呼吸数18回/分、SpO_2 98%（室内気）、体温36.5℃
- **神経**：瞳孔3/3mm 左右正円同大　対光反射＋/＋、脳神経Ⅱ-Ⅻ局所所見なし、注視でも垂直眼振認めず、指鼻試験・膝踵試験・回内/回外試験は全て陰性
- **頭頸部/心音/呼吸音/腹部**：特記事項なし
- **四肢**：上下肢 左右MMT5、しびれなし

> **救急医M**
>
> 「でも、頭痛としびれが一過性にあったのだから、BPPVだけでは説明がつかないね。一過性の症状も含めて、鑑別しないといけないよ」

> **救急医Mの頭の中**
>
> 今、症状がないなら脳出血ではないはずだ。頭部CTは不要か。脳MRI検査は必要だな……。

> **看護師**
>
> 「先生、右1-3指の指先のしびれと、右首から肩にかけての痛みがあったそうですよ！」（心の声：画像検査のオーダーまだかしら……）

> **研修医ジロウ**
>
> 「しまった！ 病着時に症状がなかったので、頸部痛やしびれについて聴取していませんでした」

> **救急医Mの頭の中**
>
> 「右の首から肩にかけての痛み」。そうか、頸部痛か！ それなら椎骨動脈解離からの小脳梗塞の可能性が高い！

　ということで、MRIを待つ間に問診で以下を聴取しました。（【 】内はレッドフラッグを示す）

　8時ごろ、カーテン取り付け作業をし（頭部後屈位30分）三脚を降りた直後からのめまい。安静で消失するので経過を見ていた。10時半ごろは、ふらつきあり坐位で休んでいたが、突然【突然発症】これまでに体験したことのない大きなふらつき感があり、右に傾く

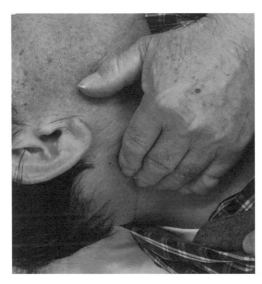

写真6-1　頸部痛の部位

感じ【体幹失調】がした。直後より右後頸部から肩にかけての痛み【頸部痛】と、右1-3指のしびれ【しびれ】出現。心配になり【初発】、客の車で消防署に連れていってもらい救急搬送となった。

　頸部痛は、右後頭部から右後頸部にかけて、縦に広がる痛み（写真6-1）だったとのこと。

　MRI検査で右小脳と左後頭葉の脳梗塞を、MRA検査で両側椎骨動脈解離と右椎骨解離性動脈瘤を認めました（写真6-2）。

　最終診断は小脳梗塞（右小脳、左後頭葉）、両側椎骨動脈解離、右椎骨解離性動脈瘤となりました。

　この症例は、主訴＜めまい＞のレッドフラッグのうち、「初発」、「突然発症」、「頭痛」、「頸部痛」、「体幹失調」、「しびれ」を認めました。

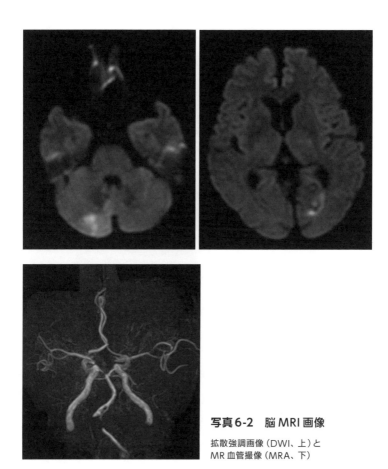

写真6-2 脳MRI画像

拡散強調画像（DWI、上）と
MR血管撮像（MRA、下）

研修医ジロウ

「MRAで椎骨動脈解離と分からなければ、脳梗塞の診断でtPA（組織プラスミノーゲンアクチベーター）治療をしてしまうところでした。怖いですね！ めまいと頭痛・頸部痛では動脈解離も考えてMRAも忘れずに施行。頭の中の引出しに書き込みます！」

救急医M

「いいね。頸部痛マスターになってきたね。椎骨脳底動脈解離は、日本では50歳未満発症の脳梗塞の原因として多いことが報告されているよ[1]。今日は椎骨動脈解離についても勉強しておこう」

一般的に脳梗塞やTIA（一過性脳虚血発作）は頭痛・頸部痛を訴えません。しかし小脳・脳幹梗塞で椎骨動脈解離が原因の場合、頭痛・頸部痛を訴えることがあります。本症例では片側頸部痛であることを患者さんが示してくれました。なお、症状出現前の頭部過伸展が椎骨動脈解離の要因と推定されます。

▶ Take-home messages

① 頭痛・頸部痛を伴う脳梗塞では椎骨動脈解離を疑う[2]

　一般的に脳梗塞やTIA（一過性脳虚血発作）では頭痛・頸部痛を訴えませんが、椎骨動脈解離が原因の小脳・脳幹梗塞では頭痛・頸部痛を訴えることがあるので要注意です。

② 病院連絡の内容は、患者病着後に再検証する

　救急隊の病院連絡は迅速に得た情報です。患者病着後に再度検証が必要です。今回病院連絡では痛みについては「右後頭部と肩の痛み」でしたが、実際には「右後頭部から後頸部に連続する痛み」でした。主訴が異なると鑑別すべき疾患群も変わるため、来院時は主訴の確認が必要です。

③ レッドフラッグは発症前後の全経過で確認を

　発症前後の全経過で、レッドフラッグの有無を評価することが大切だということを学んだ症例でした。患者さんは一番つらい症状（＝主訴）以外を自分から訴えないことはよくあります。特に一過性の場合はこちらから1つずつレッドフラッグを挙げて、その有無を確認することが大切です。

参考文献

1) 峰松一夫ら．脳卒中．2004;26:331-9.
2) 日本神経治療学会．「脳卒中治療ガイドライン2009」

第7回　[主訴] 一過性意識消失①

主訴＜一過性意識消失＞への対処法

研修医リュウ（1年目）
「よろしくお願いします！　今日から救急でお世話になります。今までたくさん勉強してきたので、力を発揮したいです！」

救急医M
「頼もしいね、期待してるよ。まずは、救急科での働き方に慣れていこう。早速だけど、成人の救急搬送で多い主訴は何だと思う？　まずは内因性の搬送について考えてみて」

研修医リュウ
「えっ、主訴ですか？　疾患なら心筋梗塞、脳出血、脳梗塞、髄膜炎、腹膜炎といった患者が救急車で運ばれるイメージはあるのですが。主訴なら……胸痛、麻痺、頭痛、腹痛ですかね？」

救急医M

「見逃してはいけない疾患を意識しているのはとてもいいことだね。でも患者さんは疾患名をぶら下げてきてはくれないから、主訴から考えることが大事だね。内因性搬送で多い主訴は二次医療機関では疼痛が最も多く、疼痛の中では腹痛が第一位、続いて頭痛、背部痛、胸痛の順かな。疼痛に次いで多いのは、めまい、呼吸困難、一過性意識消失などだよ」

研修医リュウ

「主訴から考えるって、慣れていないので難しいです。見逃し厳禁の疾患を見逃してしまったらどうしようっていう不安でいっぱいになってきました」

救急医M

「心配性な人ほど慎重だから、救急には向いているんだよ。リュウ先生の言う通り、救急では見逃してはいけない疾患を常に意識することが大切だね！ 初療では常に『主訴から疾患を考える』という診療の流れになるから、その中で見逃してはいけない疾患を強く意識できるようにトレーニングしていこう。大丈夫、この二次元鑑別リスト（第1回）を利用すれば頭の中を整理できるよ」

研修医リュウ

「病院見学のときも、この紙を渡されました。横軸が重症度、縦軸が緊急度で、右上の疾患（重症度・緊急度が高い疾患）は見逃してはいけないと説明されました」

救急医 M

「覚えていてくれてうれしいよ！ 1つ上の学年の先生たちも合言葉「右上疾患」でマスターしてきたからね。では、今日は主訴＜一過性意識消失＞について勉強しよう。まずは、5分間で鑑別疾患を書いてみて。5分間に設定したのは、救急車病着までを意識して設定してあるよ。あと、鑑別疾患が書けたら、患者さんに確認したい症状や所見も書いてみよう」

研修医リュウ

「はい」

ー5分経過ー

救急医 M

「疾患名がかなり挙がったね（**図7-1**）。どう考えたのか、教えてくれる？」

研修医リュウ

「意識障害を来す疾患もたくさん浮かんできたのですが、一過性の意識消失なので、意識障害は考えなくても今はいいのだと思いました。意識消失のメカニズムとしては、脳血流の低下を来し得る心疾患や血圧低下、あとは脳自体の異常を考えて鑑別疾患を挙げました」

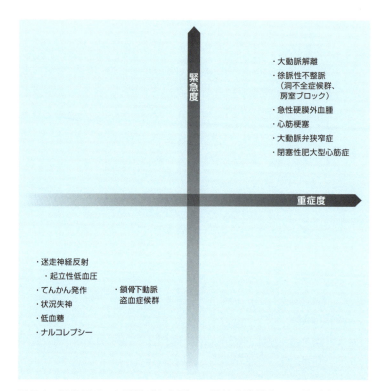

図7-1　研修医リュウが挙げた主訴＜一過性意識消失＞の鑑別疾患

軸の目安は、重症度は右側が「入院が必要」、緊急度は上側が「直ちに治療介入が必要」で、重症度・緊急度ともに高い「右上」の疾患は救急疾患として特に要注意。なお各枠内での位置関係に意味はなし。

救急医 M

「メカニズムから考えたのは素晴らしいね！　常に主訴の起こるメカニズムを考えるようにすれば、疾患名を1つずつ記憶するのではなくひも付けできるようになるから理解が深まるね。鎖骨下動脈盗血症候群を挙げるとは、さすがよく勉強してる。患者さんに確認したい症状や所見については何を書いたのかな？」

研修医リュウ

「急性硬膜外血腫を意識して外傷の有無、大動脈解離を意識して持続する背部痛を確認したいです。あと、徐脈・頻脈の有無も書きました」

救急医 M

「なるほど。では、心筋梗塞や大動脈弁狭窄症を疑ったら、何を患者さんに確認したい？」

研修医リュウ

「胸痛や意識消失発作の既往についても確認したいです！」

救急医 M

「そう、その調子だね。鑑別疾患を挙げたら、その疾患についての症状の有無を確認する。鑑別疾患と情報収集をセットにして素早く繰り返すのが救急の現場だよ。じゃあ、主訴＜一過性意識消失＞で鑑別すべき疾患（二次元鑑別リスト）を解説するね（**図7-2**）」

　まず一過性意識消失の発生メカニズムを考えると、失神と非失神に大別できます。失神の定義は【一過性の意識消失の結果、姿勢が保持できなくなり、かつ自然に、また完全に意識の回復が見られること[1)]】です。その原因は、心原性と心原性以外に分けられます。
　非失神は【意識消失を来すが、脳全体の低灌流を伴わないもの】で、以下が原因として考えられます。

・てんかん
・代謝性疾患（低血糖、低酸素血症、低二酸化炭素血症を伴う過呼吸）

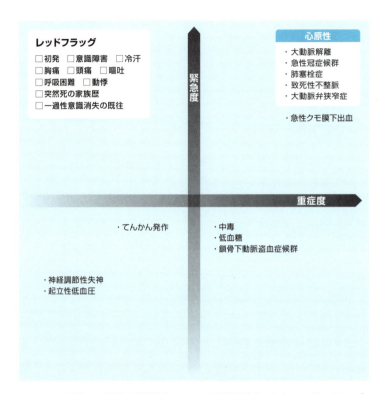

図7-2　主訴＜一過性意識消失＞の二次元鑑別リストとレッドフラッグ
軸の目安は、重症度は右側が「入院が必要」、緊急度は上側が「直ちに治療介入が必要」で、重症度・緊急度ともに高い「右上」の疾患は救急疾患として特に要注意。なお各枠内での位置関係に意味はなし。

・中毒
・椎骨脳底動脈系の一過性脳虚血

　失神では短時間で意識が完全に回復する一方で、非失神では意識障害の遷延を認めます（**図7-3**）。
　意識障害遷延、頻呼吸、頻脈・徐脈、あるいは低血圧の持続を認め

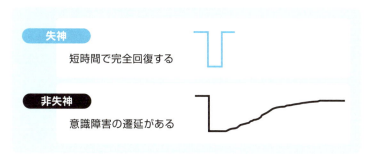

図7-3 失神と非失神の大まかな見分け方

た場合は、器質的な原因を疑う必要があります。

　重症度・緊急度ともに高いのが心原性失神で、その代表が急性大動脈解離、急性冠症候群、肺塞栓症、致死性不整脈、大動脈弁狭窄症です。それ以外にも、例えば左室流出路狭窄を呈する疾患として肥大型心筋症や心室瘤など多くの疾患はありますが、リストの煩雑化を避けるために、同じ検査（この場合は心エコー）で診断にたどり着けるものは代表疾患のみ挙げています。

　また、急性クモ膜下出血も右上疾患として重要です。もちろん病態にもよりますが、右上（重症度・緊急度ともに高い）の疾患は秒・分単位など、短時間で緊急介入を要する疾患となります。

　次に、右下疾患（重症度は高いが緊急度としては先に列挙した疾患群よりも余裕があるもの）としては低血糖、中毒が重要です。救急疾患ではありませんが、鎖骨下動脈盗血症候群もここに入ります。中毒の例として、筆者は高濃度硫化水素ガス吸引による卒倒症例を経験したことがあります。鑑別疾患リストは医師の経験が反映されるため、人それぞれ異なるところもあると思います。しかし、絶対見逃してはいけない右上疾患は共通するはずです。

　救急医の無意識下の疾患分類を意識的に整理したものが二次元鑑

別リストの疾患です。救急医は無意識の中に疾患分類があらかじめできていて、救急隊からの病院連絡の情報からキーワードを拾い上げ、秒単位で臨床推論を行い、病院連絡が終わる頃には、大抵、幾つかの鑑別疾患に絞っています。

> **研修医リュウ**
> 「一過性意識消失でやみくもに疾患名を挙げるのではなく、意識消失なら、脳の異常か、脳への血流の低下が原因か、みたいに病態を考えたらいいんですね！」

> **救急医Ｍ**
> 「そういうこと。では次に、レッドフラッグごとに想起すべき疾患を説明するね」

　レッドフラッグとは、重症度・緊急度が高い以下のような疾患を示唆するものです。

- **初発**……肺塞栓症や急性冠症候群、大動脈弁狭窄症
- **意識障害**……意識障害が遷延するなら、主訴はもはや＜突然発症の意識障害＞となるため、急性大動脈解離、肺塞栓症、急性冠症候群、急性クモ膜下出血
- **冷汗**……急性大動脈解離、急性冠症候群、肺塞栓症、大動脈弁狭窄症、急性クモ膜下出血
- **胸痛**……急性大動脈解離、急性冠症候群、肺塞栓症、大動脈弁狭窄症
- **頭痛**……急性クモ膜下出血
- **嘔吐**……急性心筋梗塞、急性クモ膜下出血
- **呼吸困難**……肺塞栓症

- **動悸**……致死性不整脈
- **突然死の家族歴**……致死性不整脈、急性大動脈解離（コラーゲン系の異常）
- **一過性意識消失の既往**……致死性不整脈、大動脈弁狭窄症

　レッドフラッグを1つでも見つけた場合は見逃してはいけない疾患が隠れている可能性があるため、注意深く診察を進める必要があります。一過性意識消失の既往では、左下にくる神経調節性失神が多いのですが、時に重篤な疾患もあるので、既往についても必ず確認してください。

　また、大動脈解離の症状として多いのは疼痛ですが、第2回でも紹介した通り、9.4％で失神を認めます[2]。中には健忘で解離時の痛みを覚えていない場合もあるため要注意です。意識消失後の胸背部痛や違和感があれば大動脈解離を真っ先に除外しなければなりません。高齢者や糖尿病既往があると疼痛を感じる閾値が上がり、「なんとなく苦しい」程度の訴えのこともあるので注意が必要です。

　まず1分程度で情報を把握し、レッドフラッグの有無から重症度・緊急度の高さを評価しましょう。また、レッドフラッグ1つで疾患を確定するのではなく、年齢・性別・既往・バイタルサインを含めて総合的な判断を行います。病着前に救急隊情報からの病院連絡で通常鑑別疾患を2〜3個に絞れるはずです。

　二次救急病院では、主訴＜一過性意識消失＞を呈する疾患として圧倒的に多いのは非心原性失神（中でも血管迷走神経反射）です。

　次に疾患別に評価項目のポイントを挙げてみます。

右下疾患

- **低血糖**……糖尿病、インスリン使用歴
- **中毒**……原因、薬物曝露の可能性

左下疾患
- **てんかん発作**……既往、痙攣、Todd麻痺、舌咬傷
- **神経調節性失神**……発症状況、脱水
- **起立性低血圧**……降圧薬・利尿薬などの内服、既往、発症状況、脱水

また、主訴＜一過性意識消失＞で大切なのは、現場情報です。目撃者がいれば、現場で以下の確認事項を救急隊に聞き取ってもらうか、できれば救急車に同乗して来院してもらいたいもの。来院が無理な場合は連絡先を聞いておいてもらい、確認させてもらいましょう。

目撃者への確認事項
- 意識消失の持続時間
- 痙攣、口から泡、眼球偏位の有無
- 直前に何をしていたか（体勢、飲酒、排便、入浴後など）
- 意識消失前の訴え（胸痛、背部痛、眼前暗黒感、頭痛、嘔吐など）
- 転倒の有無

目撃者がいない場合
- 発見時の体位・状況（高所からの転落や転倒など、外傷の可能性を評価）

救急医のギアチェンジについて

　救急医はいつでも右上疾患を真っ先に除外しているわけではありません。来院前の現病歴で絞り込み、リスクを評価することがまず救急の臨床推論の大切な第一歩です。この段階で右上疾患の可能性が低いと判断できれば、臨床で実際に多い疾患を考慮して診察しながら、並行して右上疾患を見落としていないか確認していくという感じです。

　ただし、来院前の情報から右上疾患の可能性が低いと考えられた場合でも、来院後に患者が苦悶様表情を呈していたり、冷汗をかいていたら、右上疾患の可能性が高いと考えを改めて精査します。これぞ、救急現場の醍醐味だと思います。

　一過性意識消失そのものを見逃さないことも大切です。外傷の原因の1つに意識消失があるため、外傷患者では意識消失の有無を必ず評価すべきです。繰り返す事故歴がある場合などは要注意です。

参考文献
1) 日本循環器学会ら.「失神の診断・治療ガイドライン（2012年改訂版）」
2) Hagan PG et al, JAMA. 2000; 283:897-903.

第8回 [主訴] 一過性意識消失②

呼吸困難を伴う
＜一過性意識消失＞の診かた

研修医リュウ

「一過性意識消失の診かたはもうマスターしました！ 一過性意識消失のあとに意識障害の遷延があったかを聞き取り、失神か非失神かで鑑別すればいいんですよね。失神で見落としてはいけないのは心原性失神ですが、これまでに診た主訴＜一過性意識消失＞のほとんどは血管迷走神経反射でした。もう、任せてください！」

救急医M

「頼もしいね。緊急性のない失神が多いのは確かだね。でも、まれだけど致死的な疾患による一過性意識消失もある（図8-1）から、それを見抜く力を付けておかないといけないね」

そんな話をしているところに救急隊から病院連絡です。季節は2月下旬だと想定してください。

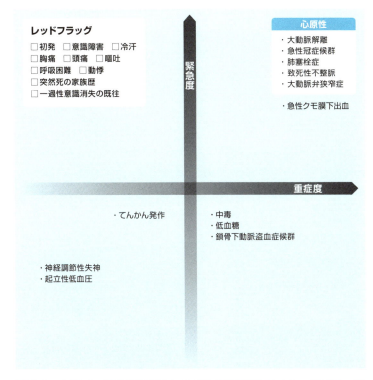

図 8-1　主訴＜一過性意識消失＞の二次元鑑別リストとレッドフラッグ
軸の目安は、重症度は右側が「入院が必要」、緊急度は上側が「直ちに治療介入が必要」で、重症度・緊急度ともに高い「右上」の疾患は救急疾患として特に要注意。なお各枠内での位置関係に意味はなし。

> **救急隊**
>
> 「73歳女性、主訴は一過性意識消失です。体調不良でクリニックに向かう途中、歩行中に座り込むようにして倒れ反応がなく、救急要請となりました。現場到着時、患者の意識は清明。麻痺やしびれはありません。なお、家族が一緒にいましたが、痙攣もなかったとのことです」

研修医リュウ

「経過中に胸痛、背部痛はなかったですか？」

救急隊

「ないそうです」

ということで、搬送を受け入れました。既往歴は白内障のみで、内服薬なし。バイタルサインは、意識清明、血圧150/96mmHg、脈拍数68回/分・整、呼吸数18回/分、SpO_2 95%（室内気）、体温36.0℃。

研修医リュウ

「救急隊の情報ではレッドフラッグに当てはまるものはないですね。てんかん発作でもないみたいだし。すぐに意識清明になっているなら、失神のようですね。心原性失神のレッドフラッグとなる胸痛・背部痛もないし、意識障害もないから、血管迷走神経反射かなあ。心原性失神の除外目的に心電図と胸部X線はオーダーしておかなくちゃ」

救急医M

「その調子。できるところまで1人でやってみて」

来院時所見

- **GCS（Glasgow coma scale）**：15点（E4V5M6）、構音障害なし。落ち着いていて重症感なし。血圧146/96mmHg、脈拍数84回/分・整、呼吸数18回/分、SpO₂ 97％（酸素投与2L/分）、体温36.2℃
- **顔面**：結膜貧血なし
- **神経**：瞳孔3/3mm左右正円同大、対光反射＋/＋、脳神経II-XII局所所見なし
- **頭頸部**：頸部血管雑音聴取せず
- **心音**：整、心雑音聴取せず
- **呼吸音／腹部**：特記事項なし
- **四肢**：上下肢筋力MMT5・左右差なし、しびれなし

研修医リュウ

「心電図は問題ありませんでした。身体所見でも問題を認めません。血管迷走神経反射でいいと考えます」

救急医M

「そう？ ところで、今日は体調不良でクリニックに行く途中といっていたけど、その内容は？」

研修医リュウ

「2日前から少し歩くだけで、息切れがしていたそうです」

救急医M

「おおっ！ それを医学用語に置き換えると何？」

> **研修医リュウ**
>
> 「えーと、労作時の呼吸困難です。でも咳や痰はなかったそうです。呼吸音も問題なく肺炎ではないと思います」

> **救急医M**
>
> 「主訴＜一過性意識消失＞だから、肺炎を鑑別に挙げるべきではないと思うよ。歩行中の一過性意識消失で、数日前からの労作性呼吸困難ということは、右上の疾患、肺塞栓症を真っ先に考えないと！ 急いで、追加の診察をしよう！」

研修医と一緒に患者さんのところに行き確認。

> **救急医M**
>
> （下腿背側の把握痛を診ながら）「足の痛みはなかったですか？」

診察ではHomans徴候*が左陽性。ただし、繰り返すと痛みを訴えないこともあり、下腿の周径に左右差なく、熱感腫脹は認めませんでした。

＊ 深部静脈血栓症による静脈炎を検査する簡便な方法。膝関節伸展位で、検者が足関節を背屈させ、腓腹部に疼痛があれば陽性。

追加情報の詳細

独居、最近の海外渡航歴なし。3日前から、両下腿の腫脹があった。「張って痛かった。歩くと痛いので、2日前からはトイレ以外ずっと1日中こたつに入っていました。温めたらよくなるかなあと思って」とのこと。水分摂取も低下していた様子で、2日前からトイレ歩行時に呼吸困難があったという。

この時点で救急医の頭の中は、肺塞栓症しかありませんでした。迅速クレアチニンで腎機能障害がないことを確認し、造影CT検査（DVT-CT）を直ちにオーダーしました。

> **研修医リュウ**
> 「Dダイマーとかのデータを待たなくていいですか？」

> **救急医M**
> 「先行して下腿の痛みがあったし、Dダイマーの結果がどうであれ、この症例は肺塞栓症が第一の鑑別診断だから、確定診断のためにはDVT-CTが必要だね。検査結果を待っている間に急変する可能性だってあるわけだから。救急では時間が大事だよ」

画像検査（**写真8-1、8-2**）などの所見から、最終診断は、肺塞栓症（両側肺動脈主幹部）による一過性意識消失、両側膝窩静脈血栓（左優位）となりました。

その後、循環器内科にコンサルトし、入院加療としました。肺塞栓症の治療としてはtPA（組織プラスミノーゲンアクチベーター）施行の方針。施行前に救急外来で念のため頭部CT検査を行い、tPAの禁忌事項がないことを確認した上で、ICU入室となりました。

> **救急医M**
> この症例におけるレッドフラッグを見直してみよう。主訴＜一過性意識消失＞のレッドフラッグ（図8-1）のうち、呼吸困難が該当するね。

主訴＜一過性意識消失＞では、今回認めた呼吸困難は肺塞栓症

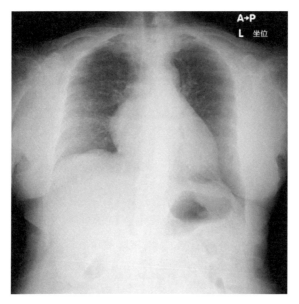

写真8-1 本症例の胸部X線像

浸潤影は認めないが、第2弓の突出を認める（胸部X線検査のみでは肺塞栓症の確定診断はできない）。

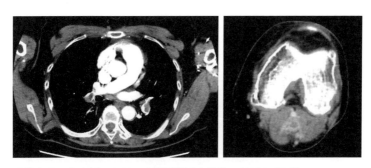

写真8-2 本症例における病院到着36分後のDVT-CT像

両側肺動脈主幹部に造影欠損を認め（左）、左膝窩から末梢に深部静脈血栓を認める（右）。また、画像は提示しないが、右下腿にも血栓を認めた。

にほぼ1対1で対応しているレッドフラッグです。追加診察で両側下腿の痛みと腫脹があったことと、安静臥床というエピソード、Homans徴候陽性から肺塞栓症と考えました。ちなみに、肺塞栓症の約20％に失神が認められており[1]、主訴＜一過性意識消失＞において、肺塞栓症は見逃してはいけない疾患ということが分かります。

救急医M

「この症例は、CT像からも、右室拡大で左室が圧排されているのが分かるね（**写真8-3左**）」

また、心臓超音波検査（心エコー）では、肺塞栓症など右室圧上昇時の所見としてD-shape（**写真8-4**）が有名です。肺塞栓症かどうか悩む症例では心エコーも鑑別に有用です。

研修医リュウ

「D-shapeについては聞いたことはありましたが、見たことはありませんでした。それにしても、診察時に『他に何かありますか？』と聞いたときは、特に何も言ってくれなくて、呼吸困難もなかったのに……。僕のどこが悪かったのでしょうか？」

救急医M

「通院途中だったわけなので、その主訴はきちんと押さえ、数日前からの労作性呼吸困難を確認したところで、その次に何を聞くべきか考え、病歴をストーリーとして組み立てて、落ち（結論）を付けないといけないね。この症例は、両側下腿のDVTで両側が左右差なく腫脹していたから、特に病歴が大事になるよね」

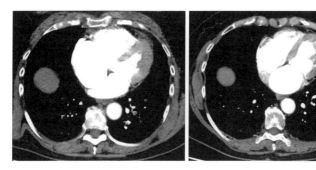

写真8-3　本症例における右心拡大の推移

左は入院1日目の画像。右室拡大が著明（拡張末期の右室内腔面積／左室内腔面積の比は正常で0.6以下。1.0以上では高度な右室拡大という）。右は入院34日目。

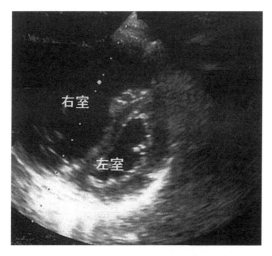

写真8-4　D-shapeのエコー像（別症例）

（出典：104回医師国家試験A問題29）

▶ Take-home messages

レッドフラッグは、一つひとつ具体的に質問し
症状の有無を確認することが大切

「他に何かありますか?」というような開かれた質問（open question）で訴えがない場合でも、「歩くと息切れがしませんか?」というような閉ざされた質問（closed question）で大切な情報が得られることがあります。

参考文献

1) 日本循環器学会らの合同研究班.「肺血栓塞栓症および深部静脈血栓症の診断，治療，予防に関するガイドライン（2017年改訂版）」

第9回　[主訴] 一過性意識消失 ③

胸を手で押さえた後に生じた
＜一過性意識消失＞

研修医リュウ

「冷汗、胸痛、頭痛に嘔吐、あとは呼吸困難と……」

救急医 M

「どうしたの？」

研修医リュウ

「主訴＜一過性意識消失＞のレッドフラッグを覚えようと思って暗唱していました」

救急医 M

「おお～、＜一過性意識消失＞マスターも近いね。でも丸暗記はしなくていいんだよ。右上の疾患（重症度・緊急度が高い疾患）を把握して、それに対するレッドフラッグを瞬時に思い浮かべられればいいわけだからね。要するに、大切な疾患とそれに対応するレッドフラッグを理解することが大切だね」

そこへ、救急隊から病院連絡です。

第9回 胸を手で押さえた後に生じた＜一過性意識消失＞

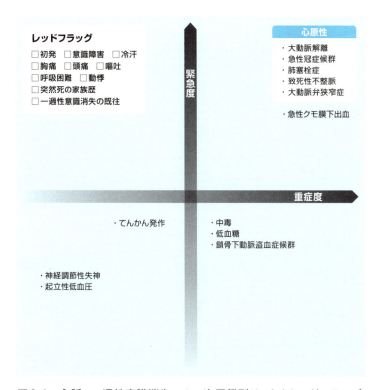

図9-1 主訴＜一過性意識消失＞の二次元鑑別リストとレッドフラッグ

軸の目安は、重症度は右側が「入院が必要」、緊急度は上側が「直ちに治療介入が必要」で、重症度・緊急度ともに高い「右上」の疾患は救急疾患として特に要注意。なお各枠内での位置関係に意味はなし。

救急隊

「76歳男性、主訴は一過性意識消失です。10時ごろ、会社で事務作業中に胸部を押さえながら意識消失を生じ、救急要請となりました。目撃した同僚が胸部を数回圧迫したところ、呼び掛けには反応したとのことです。現着時、意識はJCS（Japan coma scale）でⅠ-1。麻痺はありません。既往歴は糖尿病、内服薬は不明、血圧100/74mmHg、脈拍数68回/分・整、呼吸数22回/分、SpO_2 100％（10Lリザーバーマスク）、体温36.0℃。15分で病着（病院到着）予定です」

研修医リュウ

「胸痛、背部痛はありませんか？」

救急隊

「ありません」

研修医リュウ

（胸背部痛なしなら、大動脈解離ではないだろう……）「はい。受け入れます！」

研修医リュウ

（電話を切ってから）「胸骨圧迫したということは心肺停止だったということでしょうか？ でも救急隊は一過性意識消失と言っていました」

救急医 M

「心肺停止がほんの数回の胸骨圧迫で戻るとは考えにくい。目撃者が胸骨圧迫したということは、そのときは反応がなかったと考えられるね。意識をなくす前に「胸を押さえた」というのは胸部症状があったということだから、胸痛か呼吸困難か動悸かは不明だけれど、胸部症状後の一過性意識消失ということになるね。一過性意識消失で胸部症状を呈する疾患は何があるかな？ 二次元鑑別リストを見てみよう（**図9-1**）」

研修医リュウ

「焦ると出てこないんですけど、リストがあれば、僕も考えられます。主訴＜一過性意識消失＞で胸部症状が起こり得るのは、急性大動脈解離、急性冠症候群、肺塞栓症、致死性不整脈、大動脈弁狭窄症ですね。全て心原性失神の疾患ですね！ 胸背部痛はないと救急隊は言っていたけど」

救急医 M

「そう、重症度・緊急度の高い右上の疾患しかないね。大動脈解離は、胸背部痛を呈さない場合もあるし、健忘で痛みの瞬間を覚えていないこともあるから、胸背部痛がないからといって除外はできないよ。この人は急変の可能性もあるから、救急カートも含めて準備をしておこう！ 準備する順もみんなで共有しよう！」

> **研修医リュウ**
>
> 「はい。皆さんあと10分ほどで、76歳男性、心原性失神疑いの患者さんが搬送されてきます。まずライン確保・採血して、検査は心電図と胸部X線をお願いします。大動脈解離も考えられるので造影CTを追加する可能性もあります。お願いします！」

来院時所見　10：40病着

- **GCS (Glasgow coma scale)**：15点（E4V5M6）、全身冷汗著明、胸痛なし、背部痛なし
- **血圧**：96/70mmHg、脈拍数70回/分・整、呼吸数24回/分、SpO_2 100％（10Lリザーバーマスク）、体温35.6℃
- **顔面**：結膜貧血なし
- **神経**：瞳孔3/3mm 左右正円同大　対光反射＋/＋
- **頭頸部**：頸部雑音聴取せず
- **心音**：整、心雑音聴取せず
- **呼吸音/腹部**：特記事項なし
- **四肢**：上下肢筋力MMT5・左右差なし、しびれなし
  左前腕末梢ライン確保、採血、血糖値270mg/dL
- **心電図**：徐脈やQTc延長なく、ST上昇もなし。特記所見認めず

　病着前に挙げた心原性失神の評価のため施行した心電図検査では、急性冠症候群、致死性不整脈を疑う所見は認めませんでした。そのため、残る鑑別疾患である、急性大動脈解離、肺塞栓症、大動脈弁狭窄症の精査のために心エコーを施行しました。その結果、心囊液貯留を認め、壁運動がびまん性に軽度低下。AR（大動脈弁逆流症）なしでした。

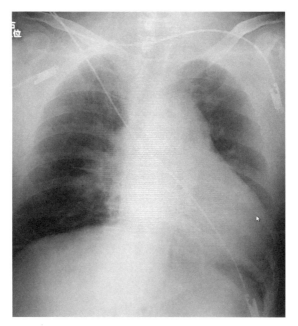

写真9-1　胸部X線像
心拡大を認める。

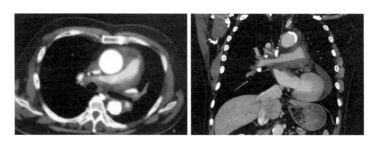

写真9-2　造影CT像
濃度の高い心嚢液と両側肺動脈周囲に液体貯留を認める（左）。大動脈壁の石灰化を外側に認める（右）。また、別のスライスにて上行から弓部にかけての大動脈解離を認めた。

> **研修医リュウ**
>
> 「心嚢液があります！ さっき挙げた鑑別の中で、心嚢液が貯留するのは、大動脈解離ですね！」

> **救急医 M**
>
> 「心筋梗塞後に心タンポナーデになることもあるけれど、心電図変化はなかったから、この時点で大動脈解離に絞られるね。胸部 X 線に加えて、造影 CT 検査も必要だよ」

　胸部 X 線（**写真 9-1**）、造影 CT 検査（**写真 9-2**）で大動脈解離を認め、最終診断は Stanford A 型の急性大動脈解離となりました。

　CT 検査から帰室後の上肢血圧は右 82/66 mmHg、左 90/57 mmHg。当院（症例担当病院）は心臓血管外科がない二次救急病院であったため、手術目的での転送方針となりました。

　転院調整に時間を要し、ようやく転院先が決定したのは病着から 90 分以上たっていた。この時点で患者は「背中が痛い」と訴え始め、冷汗も認めました。背部痛を訴え始めた時点での血圧は 100/70 mmHg、脈拍数 70 回 / 分。鎮痛薬を点滴し、救急車でヘリポートへ移動。ドクターヘリで転院搬送となりました。

> **研修医リュウ**
>
> 「無事転送できて良かったです。胸痛も背部痛もないって言っていたのに。背部痛が後から出るなんて驚きです！」

> **救急医 M**
>
> 「遅れて痛みを訴えるときもあるから怖いね。特に高齢者や糖尿病既往があると、疼痛の訴えが乏しいこともあるから、要注意だということを覚えておこう」

第9回 胸を手で押さえた後に生じた＜一過性意識消失＞

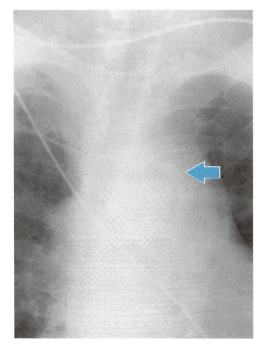

写真9-3　胸部X線像の再掲
大動脈弓部にカルシウムサイン*を認めた。

＊大動脈解離を示唆する所見[1]。中膜で大動脈解離が生じると、動脈内膜に石灰化があれば、内膜から離れて外膜の陰影が見られ、この距離が10mm以上がカルシウムサイン陽性と判断する[2]。

研修医リュウ

「検査結果ですが、Dダイマー13.5μg/mLと異常高値でした！」

087

救急医 M

「胸部 X 線の所見を見直してみたら、カルシウムサインがあったね（**写真9-3**）。大動脈解離を示唆する貴重な所見だから、勉強しておこう」

研修医リュウ

「『胸を手で押さえて』からの＜一過性意識消失＞という情報で、来院前に鑑別疾患が心原性失神に絞られて、事前に準備ができて良かったです。二次元鑑別リストは焦ったときほど、役立ちますね。そして目撃情報って大事なんですね！」

> ▶ **Take-home messages**
>
> ① 意識消失前後の状況は、鑑別に重要な情報となるので現場状況の把握は大切。
> ② 急性大動脈解離の確定診断検査は造影 CT だが、胸部 X 線像のカルシウムサインも有益。
>
> 造影 CT の施行を迷う場合は、胸部 X 線像でカルシウムサインの有無を探してみましょう[1]。

参考文献

1) 日本循環器学会ら．「大動脈瘤・大動脈解離診療ガイドライン（2011年改訂版）」
2) Lertsuwunseri V, et al. BMJ Case Rep 2018. doi:10.1136/bcr-2018-22431

第10回　[主訴] 一過性意識消失④ — 10

1分間の＜一過性意識消失＞に続く不穏

研修医マイ（医師1年目）
「鑑別診断をどうやったら上達するかを、今朝考えながら病院に来ました」

救急医M
「なんと頼もしい！」

研修医マイ
「でも、病院の敷地内に住んでるから3分で着いちゃって。考える時間ほぼなかったです。てへっ。私、以前、部活でラクロスやってて、キーパー（ゴーリー）だったので、事前に相手の動きとか、どのタイミングでどこから球が飛んでくるかとか、そういうの研究するのが好きなんです。鑑別診断もそうやって研究して上達したいと思います！」

救急医M
「なるほど、何事も準備が大事だものね。1年目のこの時期にその心掛けがあれば、絶対上達するよ。一緒に頑張ろう！」

そこへ、救急隊から病院連絡です。

救急隊

「48歳男性、主訴は一過性意識消失です。ラーメン店でラーメンを食べ始め、少したったところで突然後ろに転倒し、約1分間の意識消失がありました。目撃者によると、痙攣や嘔吐はなかったとのことです。現着時、意識はJCS（Japan coma scale）でI-2で不穏があります。1人で来店したのに、家族らしき人の名前を呼んでいる状態です。なお、頭部に外傷はなく、麻痺もありません。受け入れは可能でしょうか。既往歴・内服薬は不明、血圧120/78mmHg、脈拍数70回/分・整、呼吸数14回/分、SpO_2 95％（室内気）、体温36.8℃。10分で病着（病院到着）予定です」

研修医マイ

「はい、お願いします」

研修医マイ

（電話を切ってから）「えーっと、一過性意識消失は前回やったから鑑別疾患リストはあるし、あと不穏は意識障害だから、AIUEO Tipsですね！ アルコール、インスリン、尿毒症、Eはえーっと……」

救急医 M

「どうした、どうした？ 確かに意識障害があるけど、一過性意識消失後の意識障害だよね。こういう場合に、意識障害の鑑別疾患リストを追加すると、鑑別疾患が増えて収集がつかなくなるよ。一過性意識消失後の意識障害ということだから、一過性意識消失の二次元鑑別リストの中で、意識消失後に意識障害を来す疾患を見てみよう（**図10-1**）」

研修医マイ

「そうでした！ ＜一過性意識消失＞と＜意識障害＞という集合の重なりを考えればいいんですね！ 主訴＜一過性意識消失＞で意識障害が起こり得るのは、右上にくる疾患としては急性大動脈解離（頭部血流低下の場合）、急性クモ膜下出血で、あとは図の右下の低血糖と、左下にあるてんかん発作です。

救急医 M

「血圧上昇や脈圧差増大はなく、痛みの訴えもないから大動脈解離の可能性は低い。そして頭痛・嘔吐もないからクモ膜下出血も可能性は低い。ただし、右上の疾患はきちんと除外するのが救急の使命なので、他の所見も合わせて判断しよう。あと、この人はラーメン店に1人で行っているから、直前までは意識障害はなかったということだね。すると、鑑別はどうなる？」

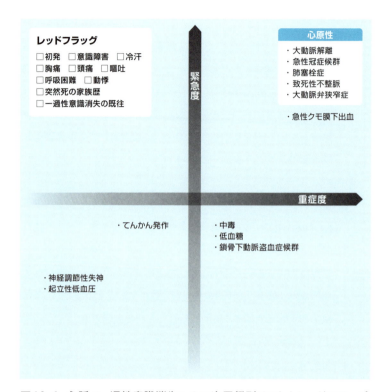

図10-1 主訴＜一過性意識消失＞の二次元鑑別リストとレッドフラッグ
軸の目安は、重症度は右側が「入院が必要」、緊急度は上側が「直ちに治療介入が必要」で、重症度・緊急度ともに高い「右上」の疾患は救急疾患として特に要注意。なお各枠内での位置関係に意味はなし。

研修医マイ

「低血糖は、急に意識障害にはならないから可能性は低いでしょうか。そうすると、てんかん発作にほぼ絞れちゃいました。あと、ラーメンと聞くと、フーフーしたあとの意識消失でモヤモヤ病も頭に浮かんできました！」

> **救急医 M**
>
> 「さすがよく覚えてるね！（初療室のスタッフに向かって）あと5分で48歳男性、一過性意識消失後に不穏の患者さんが搬送されます。てんかん発作を考えますが、まずラインを確保して採血は血算・生化学・凝固・Vガス（静脈血ガス）をお願いします。検査は心電図と頭部CT、胸部X線の順でお願いします。凝固は取り置きでいいです。お願いします！」

来院時所見 10分後病着

- **GCS（Glasgow coma scale）**：15点（E4V5M6）
「オレなんでこんなところにいるんだろう？」と話す。ぼんやりとしている。
手早くレッドフラッグを確認したところ、頭痛、胸痛、背部痛、頸部痛、手足のしびれ、嘔吐いずれも経過中になし。
- **バイタルサイン**：血圧118/80mmHg、脈拍数77回/分・整、呼吸数13回/分、SpO_2 97％（室内気）、体温36.7℃
- **頭頸部**：外傷認めず
- **脳神経**：II-XII 局所所見認めず
- **心音**：整、心雑音聴取せず
- **呼吸音／腹部**：特記事項なし
- **四肢**：上下肢筋力MMT5・左右差なし、しびれなし
- **血糖値**：130mg/dL
- **心電図、頭部CT、胸部X線**：特記所見認めず

―20分経過―

> **研修医マイ**
>
> 「だんだんお話しできるようになりましたね。ご気分はいかがですか。これまでにかかった病気はありますか」

患者

「てんかんで○○病院に行ってます」

研修医マイ

「てんかんがあるんですね！ でも、今日は痙攣なかったみたいなんですよ」

患者

「まだちょっと気分悪いです。いつもの発作のときの感じ。オレね、いつも痙攣はないの。その代わり発作前の日とか直前に、においが変に感じたりするの」

以上より、最終診断はてんかん発作となりました。

研修医マイ

「痙攣がないてんかん発作もあるんですね。もっと早く患者さんに聞いてみればよかったです！」

救急医 M

「てんかんには今回のように、非痙攣性てんかん発作もあるから難しいね。ただその場合も意識消失後に意識消失が遷延したかどうかが、他の鑑別疾患と見分けるポイントということだね。欠神発作などは意識障害の遷延はないとされるから、てんかんは奥が深いよね」

　本症例は、かかりつけの大学病院精神科から、側頭葉てんかんと精神的な発作のため、5剤を内服中との情報提供がありました。本人からは最近発作回数が増えているとのこと。かかりつけ医療機関

宛に紹介状を作成し、数日中に受診の方針としました。

▶ Take-home messages

① てんかんを疑う際は以下を確認すること

　一過性意識消失からの意識回復の様子、意識障害が遷延した場合は、その具体的な様子や時間を確認しましょう。てんかん既往がある場合、本人にいつもの発作の様子を聞いてみましょう。

② てんかん発作と診断したときにチェックするポイント

・内服状況の確認：実は通院中断ということもあります。
・最近の発作状況：頻度が増えている場合、コントロールが悪いと判断できます。
・身体所見：感染やその他、体調不良を示唆する所見があれば検査を考慮しましょう。
・日常生活状況：疲労や睡眠不足がないか。
・職業：運転や危険な作業（高所や機械作業など）の有無。

　本当のことを言ってくれないときもあるので、患者さんと良い関係をつくることが大切です。

③ てんかん発作後帰宅時に注意すること

　てんかん重積時は入院を選択することもあります。発作を起こす可能性が高いので、帰宅となった場合はできるだけ家族らに迎えに来てもらいましょう。発作を起こすと、駅のホームなどから転落したり、入浴中の溺水などのリスクがあることも伝えておくべきです。できるだけ早くかかりつけ医療機関を受診してもらうよう、具体的な日程を決めましょう。

第11回 ［主訴］胸痛① —— **11**

＜胸痛＞後に持続する心窩部圧迫感をどう診る？

寒さの厳しくなった1月のある日。

> **後期研修医ハナコ（医師5年目）**
>
> （二次救急病院での1人勤務中の独り言）「鑑別診断はだんだん無駄なくできるようになったけれど、診察の効率化、スピードアップを目指したいな……」

そこへ救急隊から病院連絡です。

> **救急隊**
>
> 「87歳男性、主訴は胸痛です。本日7時ごろからの胸痛です。1時間以上改善がないため、救急要請となりました。他部位の疼痛や随伴症状はありません。なお、既往歴として高血圧、高脂血症、痛風、気管支喘息、前立腺肥大症、肺結核、珪肺があります。近医処方の内服薬がありますが、その詳細は不明です。
> 　現場到着は8時16分、その時点では意識清明、血圧200/100mmHg、脈拍数58回/分・整、呼吸数28回/分、SpO₂ 95％（室内気）。体温36.8℃。10分で病着予定です」

後期研修医ハナコ

「はい、受け入れます」1時間以上持続する胸痛だから急性心筋梗塞をまず考えて、トロポニンも含めて検査を出そう。急性大動脈解離の所見も確認しなくちゃ。呼吸器系の既往も多いから注意してっと

患者病着後、12誘導心電図検査を実施しつつ身体所見を取る。

来院時所見

- **血圧（左上肢）**：202/90mmHg、（右上肢）208/90mmHg、脈拍数55回/分、呼吸数18回/分、SpO₂ 100％（6Lリザーバーマスク）、体温36.8℃
- **GCS（Glasgow coma scale）**：15点（E4V5M6）
- **頭頸部**：頸静脈怒張なし、眼瞼結膜貧血なし
- **呼吸音**：両側wheeze軽度聴取、coarse cracklesなし
- **心音**：整、I → II → III（－）IV（－）、心雑音聴取せず
- **腹部**：平坦・軟・圧痛なし、拍動触知せず、肝臓・脾臓の圧痛もなし
- **四肢**：末梢冷感著明、CRT2秒以内、筋力左右差なく四肢はMMT5、しびれなし
- **神経**：脳神経II-XII局所所見認めず
- **全身状態**：ストレッチャー上で落ち着いていて冷汗なし、細身。「今は心窩部の重苦しいような圧迫感のみで、明らかな胸の痛みはない」とのこと

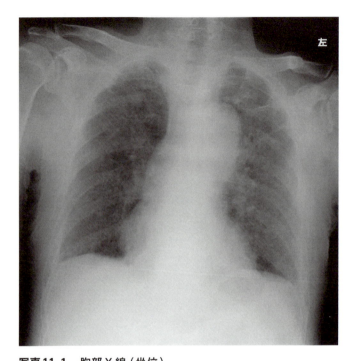

写真11-1　胸部X線（坐位）

縦隔・心拡大なし、CPA sharp、両側肺野にびまん性に浸潤影あり。

> **検査所見**
> - **ECG**：HR55、正常洞調律、ST上昇なし、右誘導も特記所見なし
> - **心エコー**：左室壁運動低下認めず、ARやAS所見認めず、右心系拡大や心嚢液貯留もなし
> - **腹部エコー**：腹部大動脈拡大なく、胸腹水も認めず
> - **胸部X線（坐位）**：縦隔・心拡大なし、CPA sharp、両側肺野にびまん性に浸潤影あり（**写真11-1**）

> **後期研修医ハナコ**
> 末梢冷感があって、痛そうなのに、心電図では心筋梗塞の所見が乏しいなあ。もう少し情報を集めよう。

現病歴をさらに詳しく聴取してみると……

追加情報の詳細

　喫煙歴は20本/日を20〜75歳の55年間。ADLは自立しており、畑仕事もできていた。労作性呼吸困難は以前からあったものの、今回と同様の症状はこれまでにない。
　今朝7時ごろ、布団を押入れ上段に入れた瞬間、突然の心窩部痛が出現。痛みの程度は10分の8で、突き上げる感じ。動けずに、かがんでじっとしており、その際、冷汗はなかった。10分の8の痛みは3分程度持続。座って様子を見ていたが、8時過ぎても10分の5程度の心窩部痛が持続していたため救急車を要請、当院搬送となった。

　痛みに呼吸性変動はなく、増悪寛解因子なし、随伴症状なし、直近の外傷歴なし、ということで、この症例のプロブレムリストは心窩部痛後に持続する圧迫感となります。まとめると、87歳男性の突然発症の心窩部痛とその後の心窩部圧迫感の持続。
　まず急性冠症候群の可能性を考えて12誘導心電図と心エコーを実施しました。しかし、急性冠症候群を示唆する所見を認めませんでした。背部痛や上縦隔拡大はなく心窩部圧迫感のみであり、大動脈解離を示唆する所見はないと判断。念のためDダイマーは提出中。消化管出血を疑う所見なし。9時に測定した血圧は178/84mmHgでした。

> **後期研修医ハナコ**
> 「あぁ、どうしよう。診断がつかない……」

　痛みはなく心窩部圧迫感だけとのことですが、患者は目を閉じてじっとしていてつらそうでした。心筋梗塞の所見は認めないものの、完全には否定できませんし、見逃してはいけないので、循環器内科にコンサルトを依頼するしかないと考えました。

　循環器内科の先生が実施した心エコーでもやはり所見を認めず、「大動脈解離を除外するために造影CTをしましょう」と言われました。CTで、三日月型の偽腔を認めたことから（**写真11-2**）、最終診断は、急性大動脈解離、Stanford B型・De Bakey IIIb、早期偽腔閉塞型となりました。Stanford B型であることから手術適応はなし。降圧管理で経過観察の方針となりました。

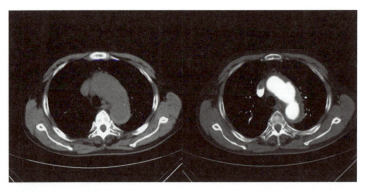

写真11-2　CT像
単純CT（左）で大動脈壁に沿って三日月状の高濃度域（crescentic high-attenuation hematoma）として偽腔を認める。

> **後期研修医ハナコの頭の中**
> 自分で診断できなかった。患者さんに悪いことをした。次からは造影CTをするか否かの決断を自分でできるようにしなくっちゃ……。

　実は、この後期研修医ハナコは私自身です。当初、大動脈解離は想起していたのに、背部痛を認めず、心窩部圧迫感のみで、また、患者の腎機能は正常ではあるものの高齢だったため、造影CTに踏み切れませんでした。

　この症例からは早期偽腔閉塞型の痛みについて学びました。解離の瞬間は激痛となるものの、偽腔への血流が途絶えると激痛は収まることがあるようです。

　では、ここで主訴＜胸痛＞の二次元鑑別リストを見てみましょう（**図11-1**）。

　主訴＜胸痛＞で見逃していけないのは、なんと言っても、5 killer chest pain（大動脈解離、急性冠症候群、肺塞栓症、緊張性気胸、食道破裂）です。

　今回の症例では、来院前の鑑別疾患としては5 killer chest painのうち、急性冠症候群と大動脈解離を挙げていました。5 killer chest painを示唆するレッドフラッグである、「突然発症」は確認し、心窩部圧迫感を「安静時持続痛」ととらえてもいました。しかし、早期偽腔閉塞型急性大動脈解離の病態に関する知識が乏しく、激痛でないことから大動脈解離の検査前確率を下げてしまい、造影CTに踏み切れませんでした。

　振り返ると血圧上昇という重要なバイタルサインもあり、大動脈解離の痛みの程度は様々であることからも、早期にCT画像検査を実施すべき症例でした。

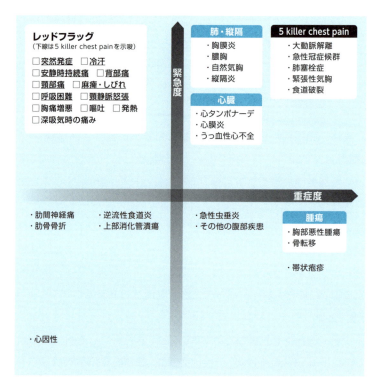

図11-1　主訴＜胸痛＞の二次元鑑別リストとレッドフラッグ

軸の目安は、重症度は右側が「入院が必要」、緊急度は上側が「直ちに治療介入が必要」で、重症度・緊急度ともに高い「右上」の疾患は救急疾患として特に要注意。なお各枠内での位置関係に意味はなし。

▶ **Take-home messages**

① 胸痛を心窩部の「圧迫感」や「重苦しい」と表現する患者がいるので要注意

② 早期偽腔閉塞型の急性大動脈解離の画像診断の決め手は次の2点[1、2]
・単純CTで三日月型の偽腔を認める。
・内膜破綻とそこからの血液流入を認めない。すなわち偽腔と真腔の間に交通を認めない。

参考文献

1) 大谷尚之ら、日救急医会誌. 2013; 24: 149-56.
2) 日本心臓血管外科学会、心臓血管外科最新の手術成績とEBM「偽腔閉塞型急性大動脈解離の治療とEBM」

第12回 ［主訴］胸痛②

主訴＜吸気時の胸痛＞に潜むピットフォール

研修医マコト（医師1年目）
「胸痛は救急の基本なので、主訴＜胸痛＞の二次元鑑別リスト（**図12-1**）で、ばっちり勉強してきました！」

救急医 M
「頼もしいね。＜胸痛＞と一言でいうけれど、疾患ごとにいろいろな痛みの特徴があるから、患者さんから毎回学んでいこう」

そこへ、救急隊から病院連絡です。時期は10月を想定してください。

救急隊
「67歳男性、主訴は吸気時の胸痛です。40分ほど前に自宅でテレビを見ていて急に息苦しくなり、左胸の痛みが生じたとのことです。吸気で増悪する胸痛で、次第に強くなったため救急要請となりました。なお、健診で高血圧を指摘されるも未受診とのことです。既往、内服、アレルギー歴はありません。意識清明、血圧157/92mmHg、脈拍数77回/分・整、呼吸数24回/分、SpO_2 97％（室内気）、体温 36.8℃。10分で病着予定です」

第12回　主訴＜吸気時の胸痛＞に潜むピットフォール

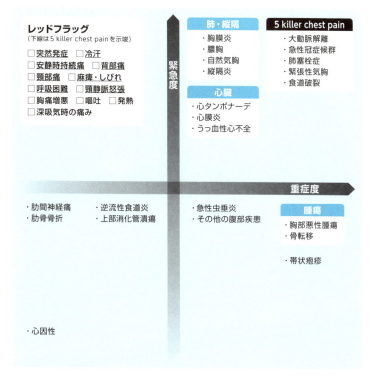

図12-1　主訴＜胸痛＞の二次元鑑別リストとレッドフラッグ
軸の目安は、重症度は右側が「入院が必要」、緊急度は上側が「直ちに治療介入が必要」で、重症度・緊急度ともに高い「右上」の疾患は救急疾患として特に要注意。なお各枠内での位置関係に意味はなし。

研修医マコト

「はい、受け入れます。」（電話を切ってから）「これはもう、ピンときちゃいました。吸気時の胸痛なら自然気胸ですよね！僕、気胸になったことがあるので任せてください。準備は、胸部X線と末梢ルートの確保、あと採血は血算、生化学をお願いします」

病着時、患者はストレッチャー上半坐位で、苦悶様表情。

研修医マコト

（あれ？ 気胸でこんなに痛くなるかなあ？）と思いつつ診療を進める。

研修医マコト

「吸気時の胸痛で、次第に増悪しているので、大きな気胸になっているかと思ったけど、呼吸音に左右差はありませんし、胸部X線（**写真12-1**）でも気胸腔を認めません！」

救急医M

「そうだね、自然気胸ではここまで強い胸痛にはならないね。気胸にとらわれないで、主訴＜胸痛＞として右上の疾患に対してのレッドフラッグを確認しながら、検査を進めていこう」

検査所見
- **心電図（ECG）**：心拍数80回/分、正常洞調律、ST上昇なし
- **心エコー**：左室壁運動低下認めず、右心系拡大や心嚢液貯留もなし

ということで急性心筋梗塞はほぼ除外できました。

研修医は胸痛のレッドフラッグを患者から手早く聞き取りました。該当したものは、「突然発症」、「安静時持続痛」、「呼吸困難」、「胸痛増悪」、「深吸気時の痛み」。（下線のレッドフラッグは5 killer chest painの疾患を示唆）

来院時所見

- **バイタルサイン**：血圧（右上肢）180/120mmHg、脈拍数80回/分、呼吸数28回/分、SpO$_2$　95％、体温36.8℃
- **GCS（Glasgow coma scale）**：15点（E4V5M6）
- **全身状態**：ストレッチャー上坐位。冷汗は認めないが、末梢はやや冷たい
- **頭頸部**：頸静脈怒張なし
- **呼吸音**：呼吸音左右差なく良好
- **腹部**：特記所見認めず

患者は細身で、「テレビを見ていたら急に息苦しくなって、吸ったときに左胸が痛むようになった」とのこと。深呼吸を促すと、途中で痛がってしまうほどの強い胸痛を認める。

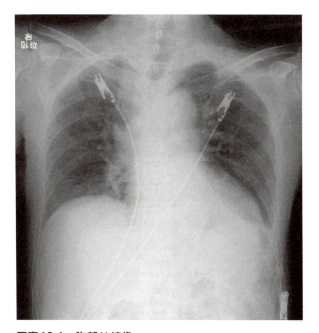

写真12-1　胸部X線像

救急医 M

「今日の症状が始まってからのことをうかがいますね。背中は1回も痛くならなかったですか？」

患者から聞き出した現病歴は以下の通りです。

> **追加情報の詳細**
>
> 今朝5時起床時、目を開けたら、これまでにない腰痛（背部痛）があった。その後顔面に発汗があった。7時に食パン1枚摂取。その後腹痛あり、トイレで排便（普通便、血性なし）。9時ごろから息苦しくなり、吸気の度に左前胸部が苦しくなったとのこと。痛みはどんどん強くなっており、来院後の痛みは死にそうな痛みを10として、9とのこと。

研修医マコト

（背部痛はないと言っていたのに……）「経過中のことが聞き出せていませんでした。胸痛、背部痛、腹痛、突然発症、冷汗なら……大動脈解離ですか？」

救急医 M

「大動脈解離で呼吸性に痛みが変化するとは考えられないけれど、他に該当する疾患が浮かばないし、レッドフラッグを複数認めるから、迷わず胸腹骨盤の造影CTを撮ろう！」

ということで、直ちにCT検査を施行しました（**写真12-2**）。CT検査後、腹部再診にて腹部は全体に緊満、熱感あり、圧痛と反跳痛も広範囲に認め、腹部所見は時間とともに明らかに増悪していました。

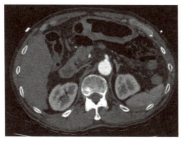 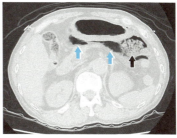

写真12-2　胸腹骨盤 CT 像
連続断面画像にて胸腔内に消化管とは連続しない広範囲のガス像（➡）と、その内部の食物塊（➡）も認めた。

　最終診断は横行結腸穿孔、汎発性腹膜炎となり、外科にコンサルトして、緊急開腹手術の方針となりました。

> **研修医マコト**
>
> 「腹部は初め所見が乏しかったのですが、経過中にひどくなっていたんですね。そのことに気づきませんでした。胸痛にとらわれ過ぎていたと反省です。
>
> それにしても今回は、鑑別がどんどん変わってついていくのが大変でした。到着前の診断は自然気胸だと思ったのに、搬送された患者さんは吸気での前胸部痛が強くて自然気胸ではないなと思い、でもどうしていいのか分からなくなりました。そして背部痛もあったというので大動脈解離が鑑別に浮上しましたが呼吸性の痛みは合わないぞと、もう頭の中は？で一杯でした。僕はその時点でフリーズしてしまいました」

> **救急医 M**
>
> 「今回は、確かに戸惑う症例だったね。吸気時に増悪する胸痛の鑑別疾患を考える上で大事になるのは、呼吸で動く部位、すなわち肺と接する臓器に病変があると考えるということで、まずは重要な鑑別疾患として、胸膜炎、心膜炎、心タンポナーデを想起したいよね」

横隔膜関連の疾患を「胸痛」と訴える患者もいるので、このピットフォールにも注意しないといけません。横隔膜に関連する疾患としては、急性胆嚢炎、消化管穿孔、Fitz-Hugh-Curtis 症候群などがあります。胸痛を訴える患者で腹部疾患を疑うのは難しいことでしたが、頭の片隅に記憶しておいてください。

▶ Take-home messages

① 吸気時に胸痛が生じるのは、肺と接する臓器に障害が生じたとき！

主な鑑別疾患の特徴を押さえよう

- **胸膜炎**：胸膜は臓側胸膜と壁側胸膜の2種に分けられるが、痛覚があるのは壁側。肺の炎症が激しいと胸痛を呈することがある。
- **心膜炎**：心膜には神経が豊富で、心膜に炎症があると、呼吸や咳での胸痛増悪を認める。坐位や前傾姿勢で楽になることが多い。
- **心タンポナーデ**：心嚢液貯留があると、吸気での胸痛増悪があり得る。

② 横隔膜関連の疾患を「胸痛」と訴える患者もいる

- **急性胆嚢炎**：マーフィー徴候が有名。
- **消化管穿孔**：大量のフリーエアーが生じると、吸気時に上腹部痛を生じ、それを胸痛として訴える患者がいる。今回の症例の最終診断はこれでした。
- **Fitz-Hugh-Curtis症候群**[1]：骨盤炎から肝周囲炎に至った症候群（**写真12-3**）。右季肋部痛、吸気時胸痛を呈する（鹿児島県立大島病院放射線科の鐘撞一郎先生にご教示いただきました。またエコー技師さんによると、痛みが強いため患者は深吸気ができないとのことです）。

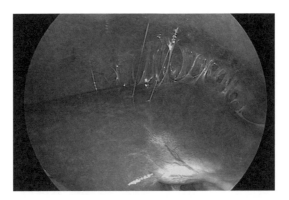

写真12-3 Fitz-Hugh-Curtis症候群における肝周囲炎

上が横隔膜、下が肝臓。肝臓が横隔膜に癒着している。（出典：109回医師国家試験D問題50）

参考文献

1）松原毅ら. 日臨外会誌. 2003;64: 715-8.

第13回 ［主訴］胸痛③

＜昨夜、突然始まった胸痛＞の診かた

研修医マコ（医師1年目）

「先週、先生にオススメされた屋久島で山登りして来たんですけど、苔がふかふかで気持よく、また空気が濃厚な感じで生き返る思いがしました。登山道の脇の木や岩に、所々赤やピンクのテープが巻いてあるんですね。『おっ、こんなところにもレッドフラッグがある！』って思いました。こっちの道でいいのかなと不安になる要所要所に"レッドフラッグ"があって、ホントに心強かったです」

救急医M

「行ってきたんだね。レッドフラッグマニアになってきたね！ 山の中のテープは『ここが登山道』や『この先に注意箇所あり、道を外れるな』などの道しるべだけどね。救急ではレッドフラッグごとに鑑別疾患が変わる点も理解を深められるよう、今週も頑張ろう！ 復習がてら主訴＜胸痛＞の二次元鑑別リスト（図13-1）を見直しておこうね」

そんな会話をしていると、救急車搬入口の自動扉が開いて1人の中東系の50歳代男性が中に入ろうとしました。4月の午前10時半

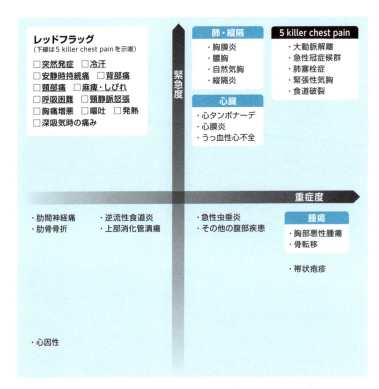

図13-1 主訴＜胸痛＞の二次元鑑別リストとレッドフラッグ

軸の目安は、重症度は右側が「入院が必要」、緊急度は上側が「直ちに治療介入が必要」で、重症度・緊急度ともに高い「右上」の疾患は救急疾患として特に要注意。なお各枠内での位置関係に意味はなし。

ごろのことでした。

> **看護師**
> 「どうしました？　受診ですか？　こちらからは入れません。受付はあちらですよ」

救急医が振り向くと、彫りの深い顔に切迫感のある表情。「受付はあちら」との言葉に耳を貸さず、「胸が痛い」と救急外来に入ってきました。歩行がおぼつかなく、看護師が手を添えて歩いています。

> **救急医M**
> （重症感あり！）「ここに横になって。心電図をすぐに取りましょう」

　男性はストレッチャーにくずれるように横になりました。日本語での意思疎通は良好。バイタル測定と12誘導心電図を施行しながら、以下の会話を行いました。

> **救急医M**
> 「いつから痛いんですか？」

> **患者**
> 「昨日の夜ね。ずっと痛い。心筋梗塞だと思う」

> **研修医マコの頭の中**
> 昨日の夜からなら、そんなに痛くなかったんだろうな……。

> **救急医M**
> 「背中は痛くないですか？」

> **患者**
> 「背中も痛い」

救急医M

（えっ胸背部痛！？　ならば、大動脈解離のレッドフラッグを確認せねば）「一度でも足が動かないということは、ありましたか？」

患者

「ああ、足も動きにくかった」

救急医M

「右も左も？　何分くらい動きにくかったんですか？」

患者

「30分くらい」

救急医Mの頭の中

本当に両下肢麻痺ありなんだ。両下肢麻痺はAdamkiewicz動脈の血流障害を考え、大動脈解離を鑑別しなくては……。

　心電図の電極を貼り終わり、心電図画面を皆で確認するがST上昇は認めませんでした。そのため、急性大動脈解離の臨床診断とし、末梢ライン確保、血算・生化学・凝固採血を指示。腎機能結果を待たず、胸部X線、造影CT施行の方針としました。

来院時所見

- **バイタルサイン**：血圧（右上肢）142/79mmHg、脈拍数80回/分、呼吸数20回/分、SpO_2 91％（室内気）、体温36.5℃
- **GCS（Glasgow coma scale）**：15点（E4V5M6）
- **全身状態**：徒歩入室、切迫感あり、冷汗なし
- **呼吸音**：呼吸音左右差なく良好
- **心音**：整、I（→）II（→）III（ー）IV（ー）、心雑音聴取せず
- **ECG**：HR80、正常洞調律、ST上昇なし
- **心エコー**：左室壁運動低下認めず、心嚢液貯留なし
- **既往**：健康診断で高血圧指摘されるも、未受診
- **内服薬**：なし
- **アレルギー歴**：なし

研修医マコ

「ウオークイン患者が大動脈解離だなんて、そんなことあるんですか？　昨日から痛かったなら、激痛ではないだろうと思うのですが」

救急医M

「痛みの感じ方には個人差があるから、痛みの程度だけで鑑別は難しいね。今、主訴が胸痛だから、胸痛のレッドフラッグを確認したわけだよね。安静時持続痛、背部痛、一過性両下肢麻痺いずれもありという、聞いている私もびっくりの展開だけど、このレッドフラッグ4つを満たす疾患は、主訴＜胸痛＞の二次元鑑別リストでは大動脈解離しかないんだよね（図13-1）。ということで造影CTが必要なわけ」

研修医マコ

「腎機能の結果は待たなくていいんでしょうか？」

救急医M

「腎機能が悪かったとしても、大動脈解離の可能性が高いなら救命のために検査は必要だし、待っている間に急変の可能性もあるので、待てないね。患者さんには検査のリスクは説明しておいたよ」

検査の待ち時間に聴取した内容は以下の通りです。

> **追加情報の詳細**
>
> 55歳男性。主訴は前夜21時ごろに始まった突然の胸痛で、その後、背部痛を生じた。30分間程度持続する一過性の両下肢不全麻痺あり。自宅に発達障害の息子がおり2人暮らしであったため、夜間は受診せず自宅で様子を見ていた。翌朝も胸背部痛が持続していたため、心筋梗塞ではないかと心配して、友人の車で受診した。

研修医マコ

「胸部X線で上縦隔の拡大（10 cm）を認めます（**写真13-1**）。上縦隔拡大の基準は8 cmなので、これは上縦隔拡大あり、と言えますね」

造影CTでは、上行大動脈の解離腔が大動脈弁直下までひろがっていることを確認。下行大動脈でも腎動脈分岐部後まで解離腔を認めました（**写真13-2、13-3**）。これらから最終診断は、急性大動脈解離Stanford A型となりました。

> **研修医マコ**
> 「本当に裂けてます！」

> **救急医M**
> （当院二次病院では対応不能のため）「すぐ転送しなくちゃ！！急変のリスクが高いよ！」

11：15 疼痛コントロールとしてモルヒネ5mgを静注し手術目的の転院交渉を開始した。近隣5病院で受け入れ不能、1時間以上転院調整に要し、ようやく隣県への転送決定となった。

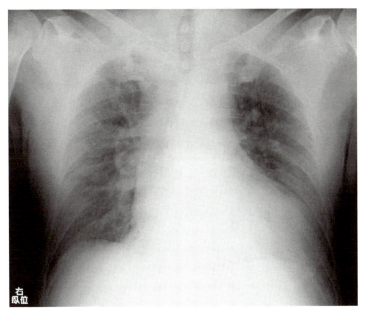

写真13-1　胸部X線像（臥位）
上縦隔の拡大（10cm）を認める。（※上縦隔拡大の基準は8cm以上）

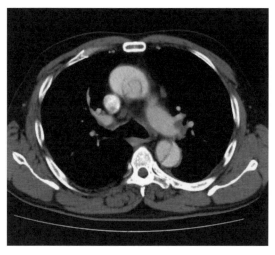

写真13-2　胸腹骨盤CT像（造影）

上行大動脈の解離腔が大動脈弁直上まで広がっている。下行大動脈では腎動脈分岐部後まで解離腔を認めた。

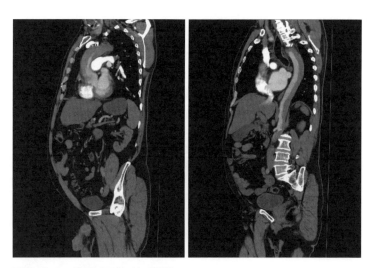

写真13-3　造影CT像（矢状断）

解離腔を大動脈弁直上まで認める（左）。

12:30 心臓血管外科医師立会い下での転送準備中に、SpO$_2$ 83%（10Lリザーバーマスク）へ低下あり、突然、吐き気が生じたため左側臥位を取ったと同時に意識消失し、心肺停止となる（PEA）。心エコーで心タンポナーデを認め、この状況で胸骨圧迫を継続しても蘇生不能との判断で胸骨圧迫を中止。元妻や娘たちの到着後、死亡確認となった。元妻より、「息子は1人で留守番できない状態なので、前夜病院受診を我慢したんだろう」とのコメントがあった。

> **研修医マコ**
>
> 「目の前で急変して患者さんが亡くなったのは初めてでした。そして胸骨圧迫の中止も初めて……」

> **救急医M**
>
> 「そう、なかなかない状況だね。この症例ではたとえ心嚢液を穿刺しても、胸骨圧迫のたびに血液が心嚢に漏れるから蘇生困難という心臓血管外科の先生の判断だったね」

> **研修医マコ**
>
> 「あと、前日からの痛みと言われて、痛みの程度がひどくないんだと思ってしまっていました」

> **救急医M**
>
> 「確かに、ひどい痛みならすぐに受診するはずだと考えるよね。今回の患者さんは発達障害の息子さんと2人暮らしだったから夜間は受診しなかったと言っていたね。受診が遅れた背景まで速やかに聞き取れると、痛みの程度の評価も変わる可能性があるね。自分で心筋梗塞を心配したと言っていたから、強い痛みだったんだろうね。今回はゆっくり聞く余裕もなかったけれど」

研修医マコ

「はい。この方のこと、一生忘れないと思います」

救急医M

「私も。もっと早く転院先が決まればと悔やまれるね。大動脈解離のような一刻を争う疾患の受け入れ病院が日々決まっていれば、転院調整は不要になって、時間をロスしないで済むのに……。地域ごとの医療機関の連携体制を改善すべきだと今日は痛感したよ」

第14回 ［主訴］胸痛④ — 14

「右下顎の激痛後に生じた胸痛」から分かること

　主訴＜胸痛＞の最終回です。主訴＜胸痛＞では、5 killer chest pain（大動脈解離、急性冠症候群、肺塞栓症、緊張性気胸、食道破裂）をまず考えること、これらを考える上で評価すべきレッドフラッグも頭に入ったことでしょう。えっ、まだよく分からない！？では、今回はレッドフラッグについてさらに解説します。

研修医タイカイ（医師1年目）

「一昨日、右側大量胸水の患者さんがいたのですが、前胸部しか聴診しなかったため、X線の結果を見るまで気づきませんでした。胸部聴診は、前胸部と背側も必ずセットですることが大事だと実感しました！」

救急医M

「経験に基づく気付きは、一番深く記憶に刻まれるからね。『液体（胸水、膿胸）は臥位では背側にたまるし、無気肺も重力で背側の肺にできやすいから、胸部聴診は聴診器を背側に押し込んで聴く』を一生忘れないね」

　さて、今日は時間があるので、レッドフラッグを掘り下げてみよ

う。今から救急隊からの連絡を再現するから、みんなで鑑別を考えてみて。

> **症例1　52歳、男性。**

救急隊

「52歳男性、主訴は胸痛です。朝7時に自室にて坐位でテレビを見ている際に、突然右の下顎を殴られたような痛み（激痛）があったそうです。このときの痛みが最大で、その後、減弱しながら徐々に右顔面から胸部にかけて痛みの範囲が広がったとのことで、救急要請となりました。現着時、発汗著明です」

研修医ユイ（医師1年目）

「急性心筋梗塞を考えます。レッドフラッグは、突然発症と冷汗。発汗著明というのは冷汗ですよね。また、下顎の痛みは関連痛と考えました。心筋梗塞では、頸部や肩への放散する痛みがあると聞いたことがあります」

研修医タイカイ

「僕は、この頸部痛は激痛なので椎骨動脈などが解離したことで生じる痛みと思い、大動脈解離と考えました。突然発症、冷汗もレッドフラッグと受け取りました」

> **救急医 M**
> 「なるほど、2人とも、1分間の病院連絡で得た病歴でも臨床推論ができるようになってきたね！ では、意見が割れた頸部痛の痛みの性状について考えてみよう。ユイ先生の言った関連痛は、一般的には「重苦しさ／絞扼感／しみる感じ」くらいの性状のようです[1]。今回は「下顎を殴られたような痛み（激痛）」なので、関連痛の可能性はどちらかというと低いといえるでしょう」

　また、最大の痛みが下顎の激痛で、「殴られたような」というのは、突然発症、しかも秒単位と解釈できます。その後に胸痛が出現しているので大動脈解離と推論できます。心筋梗塞や狭心症では一般的には数分かけて痛みが最大になるといわれています。
　ちなみにこの方は、来院前診断がStanford A型の大動脈解離で、来院時全身が汗でびっしょりの状態でした。バイタルサインは保たれていて、会話も可能で造影CT施行となりました。単純CTが終わった時点で痙攣、CPA（心肺停止）となり、胸骨圧迫しましたが、心嚢液貯留も認め（大動脈弁基部まで解離が広がったことを示す）、蘇生に反応せず、家族立会いでのお看取りとなりました。

> **研修医スウ**
> 「なんで来院前にStanford A型と分かったんですか？」

> **救急医 M**
> 「いい質問だね。右の下顎の痛みだから、上行大動脈解離・頸動脈解離と考えました。実際に、単純CTで大動脈弓部と右総頸動脈に解離所見を認め、大動脈解離（Stanford A型）の診断でした」

研修医スウ

「ああ、そうか！ 頸部痛の左右も大事な情報なんですね」

救急医M

「そう、左右も大事。では、次の症例です」

症例2　70歳、女性。

救急隊

「70歳女性、主訴は胸痛です。自宅で食事中に胸痛、背部痛が生じ、ろれつも回らなくなり、家族からの救急要請となりました。なお、近くの三次病院に連絡したのですが、『そんな病気ないから。それは精神疾患だろう』と断られてしまいました。受け入れは可能でしょうか？」

研修医トーマス（医師1年目）

「心筋梗塞を考えます。食事中の発症なので突然発症、そして胸背部痛がレッドフラッグです。構音障害（呂律緩慢）は、心筋梗塞による血圧低下で意識障害が原因と考えました」

救急医M

「なるほど、一理あるね。ただし救急隊は意識障害ありとは言っていないから、意識障害があるのかどうか確認が必要だね」

> **研修医タイカイ**
> 「僕は大動脈解離から脳への血流低下があり、巣症状として構音障害になったと考えました。レッドフラッグを何度も特訓されて、考えられるようになってきました！」

> **救急医M**
> 「いいね。この症例は、実際に駆け出しの救急医が『近くの三次救急でそんな病気ないと言われたそうだが、胸背部痛と構音障害なら、大動脈解離かもしれない』と考え、病院到着前に検査方針を立て、病院到着後に造影CTし、大動脈解離（Stanford A型）の診断となり、無事救命となっています」

主訴ごとに頭の中に鑑別疾患とレッドフラッグを整理しておくことで、救命につながるという例です。では主訴＜胸痛＞についての二次元鑑別リストをもう一度見てみましょう（**図14-1**）。

> **研修医（声をそろえて）**
> 「それぞれのレッドフラッグと疾患の関連がまだよく分かりません」

> **救急医M**
> 「じゃあ、レッドフラッグに対応する疾患を挙げてみるよ」

以下に、レッドフラッグごとに、重症度・緊急度が高い「右上」の鑑別疾患をまとめました。決して見逃してはいけない疾患とレッドフラッグを関連付けて覚える一助になれば幸いです。

■ **突然発症**……5 killer chest pain（大動脈解離、急性冠症候群、

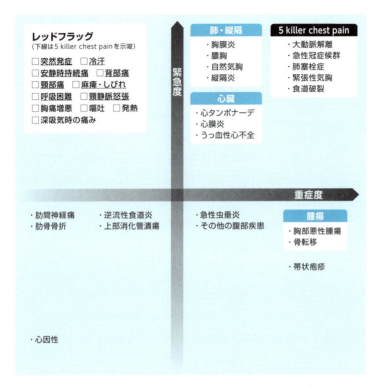

図14-1　主訴＜胸痛＞の二次元鑑別リストとレッドフラッグ
軸の目安は、重症度は右側が「入院が必要」、緊急度は上側が「直ちに治療介入が必要」で、重症度・緊急度ともに高い「右上」の疾患は救急疾患として特に要注意。なお各枠内での位置関係に意味はなし。

肺塞栓症、緊張性気胸、食道破裂）、自然気胸

■ **冷汗**……5 killer chest pain、心タンポナーデ

■ **安静時持続痛**……5 killer chest pain、胸膜炎、膿胸、自然気胸、縦隔炎、心タンポナーデ、心膜炎、うっ血性心不全

■ **背部痛**……大動脈解離、急性冠症候群、胸膜炎、膿胸、縦隔炎

■ **頸部痛**……大動脈解離、急性冠症候群

■ **麻痺・しびれ**……大動脈解離、急性冠症候群

- **呼吸困難**……5 killer chest pain、胸膜炎、膿胸、自然気胸、縦隔炎、心タンポナーデ、心膜炎・うっ血性心不全
- **頸静脈怒張（他覚的所見）**……緊張性気胸、心タンポナーデ
- **胸痛増悪（数日以上かけて）**……急性冠症候群、肺塞栓症、胸膜炎、膿胸、自然気胸、縦隔炎、心タンポナーデ、心膜炎、うっ血性心不全
- **嘔吐**……大動脈解離、急性冠症候群
- **発熱**……胸膜炎、膿胸、縦隔炎、心膜炎
- **深吸気時の痛み**……胸膜炎、膿胸、自然気胸、縦隔炎、心タンポナーデ、心膜炎、うっ血性心不全

研修医スウ

「突然発症や冷汗、頸部痛、麻痺・しびれというレッドフラッグは、レッドフラッグの王様ですね。こんなに鑑別が絞り込めるんですね。あと、胸痛増悪でも右上疾患を幾つか除外できることが分かりました。レッドフラッグをもっと考えて使えるようになりたいです」

救急医M

「目指せ、レッドフラッグマスター！」

参考文献

1) 耳鼻臨床. 2004;97:829-32.

第15回 ［主訴］片麻痺① —— 15

主訴＜片麻痺＞
最大のピットフォールはアレ！

今回から、主訴＜片麻痺＞について学んでいきましょう。

救急医M

「片麻痺（かたまひ・へんまひ）の定義は、一側性に見られる上下肢の運動麻痺（完全麻痺もしくは不全麻痺）です」

研修医ユイ

「片麻痺なら、原因は頭（頭蓋内）で脳梗塞、脳出血しか浮かばないです。あとは、慢性硬膜下血腫と脳腫瘍ですか」

救急医M

「頻度が高いのは確かに脳梗塞、脳出血だね。他にも複数、絶対に見逃してはいけない疾患があるよ。内科診断学の神様といわれているローレンス・ティアニー（Lawrence Tierney）先生から、主訴＜片麻痺＞を考えるには解剖学的にアプローチするのがよいと教わりました。片麻痺を呈する部位としては、脳、脳幹、脊髄（頸髄）、末梢神経、筋肉。そしてそれぞれの部位で疾患を挙げれば、鑑別疾患に漏れがないというわけです」

第15回 主訴＜片麻痺＞最大のピットフォールはアレ！

救急外来で鑑別すべき疾患は以下となります。

- **脳**：二次元鑑別リストで右上（重症度・緊急度ともに高い）にあるのは、低血糖、大動脈解離、椎骨動脈解離、頸髄硬膜外血腫、脳梗塞、脳出血、急性クモ膜下出血＊。右上以外の鑑別疾患は、慢性硬膜下血腫、脳腫瘍、脊髄（頸髄）腫瘍、Todd麻痺、片頭痛[1]など
- **脳幹**：梗塞・出血
- **脊髄（頸髄）**：頸髄硬膜外血腫、脊髄腫瘍
- **末梢神経**：該当なし
- **筋肉**：該当なし

＊ 急性クモ膜下出血は一般的には巣症状を呈さない。主訴はたいてい、＜秒単位の突然発症の頭痛（後頭部痛）と吐き気・嘔吐＞であり、意識障害を呈することも多い。この場合、時間経過で血腫が増大すると片麻痺を呈する症例もある。重度の意識障害があると頭痛を聞き出すことができず、脳卒中（脳梗塞、脳出血）との鑑別が困難である。重症度・緊急度ともに高い疾患なので典型的ではないが、あえて鑑別リストに載せた。

これらを整理したものが二次元鑑別リストです（**図15-1**）。

> **救急医 M**
> 「片麻痺に限らず脳卒中（脳梗塞、脳出血）と似た症状を呈する疾患群は stroke mimics（脳卒中もどき）として注目されていて、毎年、救急医学会でも多数の発表があるよ。急性期脳卒中疑いでの救急受診症例のうち、stroke mimics が8.8％存在したとの報告もあります[2]」

> **研修医 ユイ**
> 「そもそも、どんな疾患が stroke mimics なんですか」

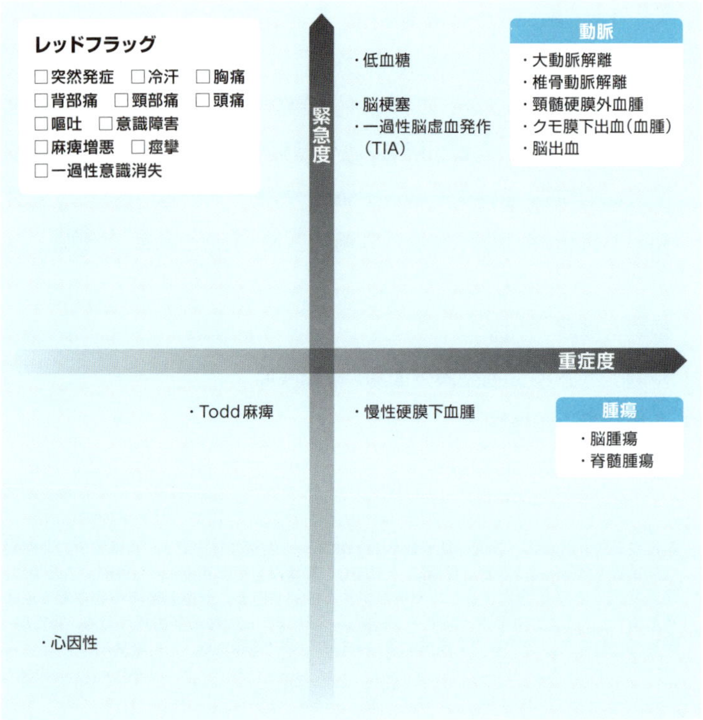

レッドフラッグ
- ☐ 突然発症　☐ 冷汗　☐ 胸痛
- ☐ 背部痛　☐ 頸部痛　☐ 頭痛
- ☐ 嘔吐　☐ 意識障害
- ☐ 麻痺増悪　☐ 痙攣
- ☐ 一過性意識消失

緊急度 ↑

・低血糖

・脳梗塞
・一過性脳虚血発作（TIA）

動脈
・大動脈解離
・椎骨動脈解離
・頸髄硬膜外血腫
・クモ膜下出血（血腫）
・脳出血

重症度 →

・Todd麻痺

・慢性硬膜下血腫

腫瘍
・脳腫瘍
・脊髄腫瘍

・心因性

図15-1　主訴＜片麻痺＞の二次元鑑別リストとレッドフラッグ

軸の目安は、重症度は右側が「入院が必要」、緊急度は上側が「直ちに治療介入が必要」で、重症度・緊急度ともに高い「右上」の疾患は救急疾患として特に要注意。なお各枠内での位置関係に意味はなし。

救急医M

「8.8％も存在したとの報告では、てんかんや心因性、低血糖が多かったね。他にも脳炎や脳腫瘍、大動脈解離、頸髄硬膜外血腫もstroke mimicsとして見逃してはいけない疾患です。その中でも特に鑑別が重要なのは、治療法が逆で見逃すと命に関わる疾患です。

主訴＜片麻痺＞の場合、頭部CTを施行するよね。頻度として脳梗塞が多いものの、短時間で検査ができて、かつ脳出血の診断が容易な頭部CTを行い、脳出血と診断できればすぐに降圧治療が開始できるから。頭部CTを優先的に選択する救急医は多いと思うよ

頭部CTで脳出血が除外された場合、時間と設備の余裕があれば脳MRI／MRAも実施して脳梗塞と確定診断でき、かつtPA（組織プラスミノーゲンアクチベーター）による血栓溶解の適応があれば直ちに治療開始となる。問題なのが、施設の都合などで脳MRIを行わずにtPAによる治療を実施する場合なんだ。もしも疾患が出血性のもの（大動脈解離、椎骨動脈解離、頸髄急性硬膜外血腫）だったらどうなる？」

研修医ユイ

「出血性疾患にtPAを使ったら、大変なことになりそうです。でも大動脈解離なら胸痛や背部痛があるから分かると思うんですが」

> **救急医M**
>
> 「ところが大動脈解離でも意識障害で疼痛を訴えられない場合や、疼痛のない症例もあって、怖いんだよ！ 日本でのtPA発売当初、＜麻痺や片麻痺＞を呈した大動脈解離や腹部大動脈瘤を脳梗塞と誤診してtPAで治療し多数の死亡症例が生じたとの報告がありました。それでtPAの添付文書には、これらの疾患を見逃さないようにとの注意喚起が、赤字の警告として載せられるようになったのです（アクチバシンの添付文書）」

　そうはいっても、大動脈解離の除外は難しいものです。tPA治療の開始前に、頭部CTだけでなく胸部単純CTも撮るというルールを作っている施設も複数ありますが、単純CTだけでは大動脈解離を見逃すこともあります。それほどまでに＜片麻痺＞の最大のピットフォールは急性大動脈解離です。頸髄硬膜外血腫も同様に出血性病変なので、tPAによる治療で増悪した症例の報告も出ています。治療が相反する疾患があることを決して忘れないようにしましょう。

　以下に、主訴＜片麻痺＞のレッドフラッグが示唆する右上（重症度・緊急度が高い疾患）の鑑別疾患をまとめました。

- **突然発症**……（秒単位）大動脈解離、椎骨動脈解離、脳出血、脳梗塞／TIA。（分単位以上）低血糖、頸髄硬膜外血腫、急性クモ膜下出血。頸髄硬膜外血腫と急性クモ膜下出血における片麻痺は血腫増大に伴う症状であるため突然発症であるが、数分以上の経過で片麻痺を呈する
- **冷汗**……大動脈解離、椎骨動脈解離、頸髄硬膜外血腫、クモ膜下出血の血腫。低血糖による冷汗も有名
- **胸痛**……大動脈解離
- **背部痛**……大動脈解離

- **頸部痛**……椎骨動脈解離、頸髄硬膜外血腫
- **頭痛**……椎骨動脈解離、頸髄硬膜外血腫、脳出血、クモ膜下出血の血腫。頸髄硬膜外血腫では頸部痛を頭痛と訴える可能性あり
- **嘔吐**……大動脈解離、椎骨動脈解離、脳出血、クモ膜下出血の血腫、低血糖
- **意識障害**……大動脈解離、椎骨動脈解離、脳出血、クモ膜下出血の血腫、低血糖、脳梗塞、TIA
- **麻痺増悪**……（分単位）大動脈解離、椎骨動脈解離、頸髄硬膜外血腫、脳出血、クモ膜下出血の血腫。（時間単位）低血糖（麻痺所見が変動する場合も）
- **痙攣**……大動脈解離、椎骨動脈解離、脳出血、クモ膜下出血の血腫、低血糖
- **一過性意識消失**……大動脈解離、椎骨動脈解離、脳出血、クモ膜下出血の血腫、低血糖

> 研修医マコ
>
> 「胸痛と頸部痛、背部痛は絞り込みに役立ちますね。これらを認めたら大動脈解離は必ず考えないといけないということですね。絶対忘れないようにします！」

> 救急医 M
>
> 「いいね、レッドフラッグマスター！ あと、これも覚えておいてほしいんだけど、片頭痛も片麻痺を呈するものがあり、片麻痺性片頭痛と呼ばれます[1]。ただし、片頭痛の場合、あくまでも主訴は＜頭痛＞で、片麻痺は随伴症状なので、今回の主訴＜片麻痺＞には含めませんでした。なので片頭痛にも注意してね」

▶**Take-home messages**

① 主訴＜片麻痺＞では解剖学的に考えると鑑別疾患を挙げやすい

② ＜片麻痺＞の最大のピットフォールは急性大動脈解離

意識障害がないときはもちろん、意識があっても疼痛を訴えない大動脈解離があることを忘れない。脳梗塞として tPA 治療を実施する際は、出血性病変を見逃してはならない。

参考文献

1) 日本頭痛学会、『慢性頭痛の診療ガイドライン 2013』II 片頭痛
2) 日救急医会誌 . 2017; 28: 190-9.

第16回 ［主訴］片麻痺 ②　　16

＜片麻痺＞患者をCT室に送る前の必須検査は？

救急医 M

「タイカイ先生、最近、二次元鑑別リストもレッドフラッグもかなり挙げられるようになったね！」

研修医タイカイ

「時間があるときに同期と『じゃあ、今日は主訴＜胸痛＞を勉強しよう！』って5分間で書いたりしてました。その後は正解を見て、『これ足りなかったねー』とか話すくらいです。5分で書いて、振り返りを入れても全部で10分かからないです」

救急医 M

「空き時間の有効活用だね！ この二次元鑑別リストとレッドフラッグ（**図16-1**）は、いつでも、どこでも、誰とでも勉強できるからね。それを実践してくれてうれしいよ！」

そこへ救急隊から病院連絡です。

救急隊

「92歳女性、主訴は意識障害と右片麻痺です。昨夜21時の夕食時は平素と変わりなかったそうです。朝8時の時点で、呼び掛けへの反応が乏しいと息子が気づきましたが、そのまま出社してしまったそうです。その30分後に訪問したヘルパーが経過を見ていましたが、12時になっても意識が回復しなかったため救急要請となりました。既往歴は、糖尿病、高血圧で、内服薬は多数あります。

意識レベルはJCS（Japan coma scale）III-200、血圧170/80 mmHg、脈拍数78回/分・整、呼吸数24回/分、SpO_2 98%（室内気）、体温36.6℃。左共同偏視あり、右上下肢不全麻痺、両側バビンスキー反射陽性。10分で病着（病院到着）予定です」

研修医タイカイ

「はい、受け入れます」（電話を切ってから）「主訴は意識障害と片麻痺です。＜意識障害＞の鑑別はAIUEO Tipsですが、＜片麻痺＞については左共同偏視と、右上下肢不全麻痺なので、脳出血か脳梗塞かのどちらかですよね！ 頭部CTのオーダーを入れます。末梢ラインの準備と、血算・生化学・凝固もオーダーします」

さあ、鑑別はどうなるでしょうか。

第16回 ＜片麻痺＞患者をCT室に送る前の必須検査は？

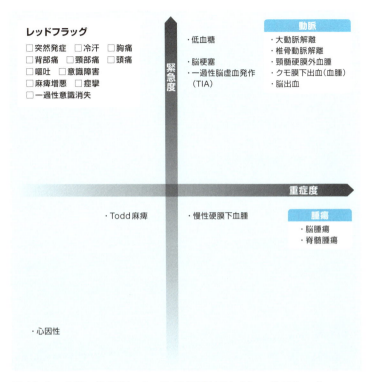

図16-1　主訴＜片麻痺＞の二次元鑑別リストとレッドフラッグ

軸の目安は、重症度は右側が「入院が必要」、緊急度は上側が「直ちに治療介入が必要」で、重症度・緊急度ともに高い「右上」の疾患は救急疾患として特に要注意。なお各枠内での位置関係に意味はなし。

> **来院時所見**
> - **バイタルサイン**：血圧172/80mmHg、脈拍数80回/分、呼吸数24回/分、SpO₂ 98％（室内気）、体温36.5℃
> - **GCS（Glasgow coma scale）**：9点（E4V1M4）
> - **神経所見**：右共同偏視、水平眼振あり、右不全片麻痺あり（痛み刺激での逃避が左より弱い）
> - **呼吸音**：特記所見なし
> - **心音**：整、特記所見なし

研修医タイカイ

「救急隊は意識レベル200と言っていましたが、来院時は開眼しており、また、左共同偏視と聞いていましたが、右共同偏視でした。なんかおかしいなあ。でも、まずは頭部CT検査をお願いします」

救急医M

「待って。CT室に行く前に血糖は見ておこう。それと意識レベルが悪いので、急変に備えて、という意味で末梢ラインは確保してからCT室に送ろう」

看護師

「簡易血糖で血糖値 27（mg/dL）です！」

　低血糖を認めたため、50％ブドウ糖を40mL（2アンプル）を静注し、頭部CTへ向かいました。静注2分後には上肢の自発運動を認め、意識レベルもGCSで11点（E4V2M5）に改善。

> **研修医タイカイ**
> 「片麻痺は低血糖のせいだったんですね！」

検査所見
・頭部CT：出血なし、LDA（low density area：低吸収域）なし

　ブドウ糖の静注7分後には声掛けに返答あり。GCS14点（E4V4M6）に改善しました。麻痺も完全に消失し、いつもと同じ意識レベルであることを確認しました。静注15分後の血糖値は208mg/dLで再度の低血糖なし。
　以上から診断は、低血糖による片麻痺となりました。
　低血糖の原因となり得る感染症や低栄養などの所見はありませんでしたが、内服薬を確認したところ、糖尿病治療薬としてインスリンとスルホニルウレア（SU）薬、DPP-4阻害薬を処方されていました。SU薬は血中半減期が長く、薬剤作用時間が6～24時間と長い製剤もあります。ブドウ糖投与直後は血糖値が上がっても、数時間後に再度、低血糖を来す可能性があり、原則入院で経過観察が必要です。そのため、この患者さんは入院管理となりました。

> **研修医タイカイ**
> 「低血糖による片麻痺って、本当にあるんですね！」

救急医 M

「今日は貴重な症例だったね。低血糖患者の麻痺で多いのは再現性の乏しい麻痺だけど、まれに綺麗な片麻痺を呈することがあるよ。実際、低血糖患者の2%に片麻痺を認めたという論文もある[1]。低血糖患者にはブドウ糖投与が有効だし、遷延性の低血糖は予後を悪くするので、『片麻痺では低血糖は忘れないで！』と、内科診断学の神様といわれているティアニー先生に教わったよ[2]。頭部CT前に血糖を忘れずにチェックする習慣を作りましょう」

研修医タイカイ

「ところで、どうして低血糖で片麻痺になるんですか」

救急医 M

「低血糖の片麻痺例ではMRIで内包後脚など、可逆的に変化を認める部位があることから、脳の低血糖への脆弱性が原因と考えられているようです[3]。まだ完全には解明されていない分野みたいだね」

研修医タイカイ

「そうなんですね。ところで今回のように、主訴＜片麻痺＞で意識障害があって本人からレッドフラッグが聞けないと、鑑別が全然絞れないですね」

> **救急医 M**
> 「確かにレッドフラッグの詳細は確認できないね。でも、主訴＜片麻痺＞では検索の順番として、(1)まず低血糖を除外、(2)そして頭部 CT で脳出血を除外。ここまでは悩むことなく初期診療を進めればいいよ」

　前回解説したように、主訴＜片麻痺＞で意識障害が起こり得る右上（重症度・緊急度ともに高い疾患）の疾患は、脳出血、脳梗塞、一過性脳虚血発作（TIA）、あとはまれな疾患ですが、大動脈解離、椎骨動脈解離、クモ膜下出血の血腫増大があります。そして、右上以外の鑑別疾患としては、痙攣後の Todd 麻痺、慢性硬膜下血腫、脳腫瘍も忘れないでください。
　頭部 CT で出血性病変がなければ、残る疾患は脳梗塞、TIA、Todd 麻痺、脳腫瘍、まれな疾患は大動脈解離、椎骨動脈解離のみ。発症時間や経過から、さらに絞り込みを進めることが可能です。

> **研修医タイカイ**
> 「思ったより、絞り込めるんですね。意識障害がレッドフラッグとして大きな意味を持っているということなんですね」

> **救急医 M**
> 「いいところに気がついたね！　あと、意識障害が先行して長時間放置された場合などに、脱水から脳梗塞を来すことなどもあるから、意識障害自体の検索も忘れずにね」

▶ **Take-home messages**

① 「A stroke is never a stroke until it has received 50 of D50.」

「低血糖を除外するまで（50％のブドウ糖液を50mL静脈投与するまで）、脳卒中とは診断できない」という意味。低血糖は脳卒中（脳梗塞、脳出血）と区別のできない神経学的巣症状を引き起こすことがあり、ブドウ糖液の投与で症状が回復する。

これは、ティアニー先生から教わったベストパールです。ベストパールとは、米国の臨床現場で指導医と研修医の間で語り継がれてきた、数多くの「臨床の知恵」を、暗記できるくらいの短いフレーズにまとめたもの。優れた教育ツールとして使用されています[2]。

② 低血糖の搬送患者を診たら、全ての薬剤を確認する！

インスリンもしくはSU薬を使用していれば、原則、経過観察入院としましょう。

参考文献

1) Malouf R, Brust JC: Hypoglycemia: causes, neurological manifestations, and outcome. Ann Neurol. 1985; 17: 421-30.
2) ローレンス・ティアニー 著、松村正巳 訳、『ティアニー先生のベスト・パール』（医学書院、2011）
3) 窪田瞬ら 脳卒中. 2014; 36: 370-3.

第17回 ［主訴］片麻痺③

＜突然発症し変動する片麻痺＞の原因は？

研修医スウ

「前回、低血糖が原因で生じる片麻痺患者がまれにいるということを学びました。ところで、低血糖と、それ以外の疾患での麻痺では、違いってあるんですか」

救急医M

「いい質問だね。低血糖で生じる麻痺は、再現性に乏しい場合があります。例えば『来院時、右上肢の挙上保持が悪かった（不全麻痺）。でも5分後にもう一度所見を取ると、今度は対側の左上肢の挙上保持が悪い。指示が入る意識レベルなのに、所見がばらつくために何度も取り直すことになり、首をかしげる』というような。

だから、麻痺（単麻痺でも）を見たら、まず血糖を測定する。そうでなくても、低血糖で麻痺が出るころにはレッドフラッグとして意識障害があることが多いので、意識障害の鑑別としても、まずは血糖測定が必要ということになるね」

そこへ救急隊から病院連絡です。

救急隊

「65歳女性、主訴は右半身の脱力です。本日朝7時ごろから右下肢に脱力が生じ、11時ごろ右上肢も脱力し、12時過ぎに救急要請となりました。現着時自宅前で立位の状態でした。右下肢軽度の麻痺のみで上肢に麻痺は認めません。バイタルサインは、意識清明、血圧160/90mmHg、脈拍数80回/分、呼吸数18回/分、SpO_2 98％（室内気）、体温36.0℃。既往・内服はありません。病着（病院到着）まで約15分です」

研修医スウ

「はい、受け入れます」（電話を切ってから）「右片麻痺の主訴だけど、救急隊到着時は右下肢麻痺のみ。ということは、上肢の麻痺が消えたということ？ 先生、何から考えていいか分かりません！」

救急医 M

「はい、落ち着いて。こんなときこそ、二次元鑑別リストが役に立つよ。まず、片麻痺ありとして考えてみよう。**図17-1**で除外すべき右上（重症度・緊急度ともに高い）疾患を確認して、それらの疾患を示唆するレッドフラッグを見てみよう。救急隊の病院連絡で該当するレッドフラッグは何がある？」

研修医スウ

「朝7時ごろに生じた右下肢脱力なので、突然発症が当てはまると思います。右上肢の麻痺は11時ごろに出現したとのことで、麻痺の増悪になるのでしょうか？ 他は特に当てはまるレッドフラッグの情報はありませんでした。右上肢麻痺は現場到着時に認めないとのことで、上肢の麻痺は改善しているようです」

救急医 M

「まとめると、主訴は＜突然発症し変動する片麻痺＞と言えるね。すると、鑑別疾患はどうなる？」

研修医スウ

「変動する片麻痺といえば、低血糖！ ですね」

救急医 M

「そう、低血糖をまず除外しよう。ただし、突然発症という点からは低血糖の可能性は低いね。しかも意識清明なので低血糖の可能性はさらに下がる。ここで大事なのが＜変動する片麻痺＞の詳細だけど、増悪なら出血性病変（図17-1）の可能性があるけど、上肢麻痺は認めないから＜改善する片麻痺＞ということになるよ。すると鑑別疾患は？」

研修医スウ

「改善するなら、TIA（一過性脳虚血発作）、Todd麻痺か心因性ですね」

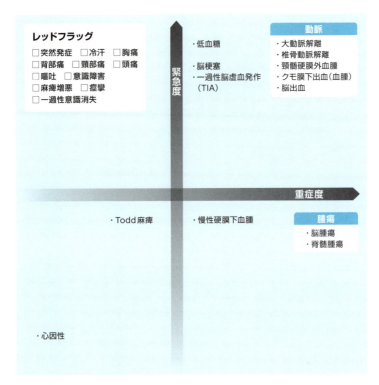

図17-1　主訴＜片麻痺＞の二次元鑑別リストとレッドフラッグ
軸の目安は、重症度は右側が「入院が必要」、緊急度は上側が「直ちに治療介入が必要」で、重症度・緊急度ともに高い「右上」の疾患は救急疾患として特に要注意。なお各枠内での位置関係に意味はなし。

救急医 M

「その通り。仮に脳梗塞だとしても、発症は7時で既に5時間たっているので、tPA（組織プラスミノーゲンアクチベーター）治療の適応はないね。ただし、発症時刻の再確認は必須だね。到着したらまずは発症時刻とレッドフラッグを確認して、麻痺の詳細を評価しよう」

研修医スウ

「はい」

来院時所見　12：50病着

救急車到着後、本人は独歩で初療室へ入室。歩行での動揺なく、構音障害なし。発症は朝7時とのこと（この時点でtPA治療の適応はないと判断）。胸痛、背部痛、頭痛、嘔吐、痙攣は認めない。

- **バイタルサイン**：血圧150/80mmHg、脈拍数80回/分、呼吸数18回/分、SpO_2 98％（室内気）、体温36.5℃
- **GCS（Glasgow coma scale）**：15点（E4V5M6）
- **瞳孔**：3/3、間接・直接対光反射：＋/＋
- **心音、呼吸音**：特記事項なし
- **12誘導心電図**：正常洞調律、高血圧性変化なし
- **神経所見**：右顔面神経麻痺（睫毛徴候陽性）
- **上肢挙上試験*（Barré徴候）**：陽性、右上肢がわずかに回内も下垂なし。
- **MMT（徒手筋力テスト）**：4/5で下肢不全麻痺、他の脳神経では局所所見を認めず。

＊上肢麻痺の検査。手のひらを上にして両腕を前方に肩の高さまで水平に上げた状態で目を閉じて保持してもらう。上肢の錐体路障害がある場合、上肢は回内しながら、次第に落下する。回内するのは、回外筋よりも回内筋の緊張が強くなるためである[1, 2]。一方、急速に落下したり、回内せずに手が落ちる場合は詐病の可能性が高い。軽度の錐体路障害では小指だけが離れるfinger escape sign（第5指徴候、小指離れ徴候）を認めることもある。

研修医スウ

「こんなわずかな麻痺、見逃してしまうところでした」

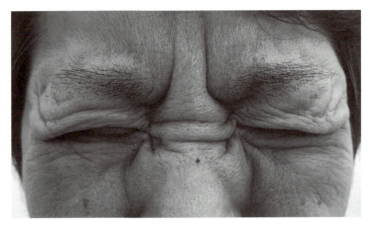

写真17-1　睫毛（まつげ）徴候陽性
顔貌に左右差はなかったが、睫毛徴候陽性（両眼をぎゅーと固く閉じてもらっても睫毛が見える場合が陽性）。右睫毛が左睫毛よりも見えるので、右眼輪筋麻痺と判断。

> **救急医 M**
>
> 「わずかだけれど右片麻痺がある。睫毛徴候もあるようだ（**写真17-1**）。迷ったらオーバートリアージOKということで陽性としよう。とすると、鑑別疾患は頭蓋内疾患になるね。改善する麻痺なので脳出血の可能性は低いけれど、頭蓋内評価目的で頭部CTも施行しておこう」

検査所見
- **血液ガス**：低血糖なし、貧血や電解質も異常なし
- **頭部CT**：出血なし、特記所見なし

救急医 M

「麻痺は右上下肢に残存しているので、この時点で鑑別疾患は脳梗塞、TIA に絞られたね」

脳 MRI/MRA 撮像の方針となり、MRI 検査の待ち時間に、他のレッドフラッグを認めないことを確認した。また詳細に聴取した病歴は以下の通り。

追加情報の詳細

2日前の16時ごろ、歩行中に右下肢脱力を自覚した。壁に手を付かないと歩きにくかったが、この症状は数分で消失した。

本日7時ごろに起床。トイレへの歩行で行きは問題なかったが戻るときに右下肢に力が入りにくいと自覚。ただし、歩行は可能だった。11時ごろ、鏡で右口角下垂を認めた。

病院受付に電話して症状を訴え、受診相談をしたところ「ろれつが回っていない」と指摘された。また電話の内容をメモに取ろうとした際、ペンは持てたが細かい字が書けずにぐちゃぐちゃとなった（**写真17-2**）。

救急車で受診するよう言われて、12時過ぎに救急車を要請して当院に搬送された。

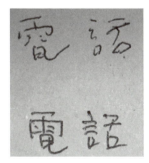

写真17-2
脱力時の再現文字（上）と平素の文字

発症時は脱力があったと考えられる。ちなみに来院時は正常だった。

脳MRI/MRAでは急性期脳梗塞巣は認めませんでした。そのため、診断は、TIA（変動する右不全片麻痺と右顔面神経麻痺）ということで、入院加療の方針となりました。

研修医スウ
「患者さんから経過を聞くことが大事だなと思いました」

救急医M
「そう、その通り。発症時の再現ビデオを作る監督のつもりで、大事な情報を聞き取ることを目指そう！」

参考文献
1) N Engl J Med. 2013; 369:e20
2) 廣瀬源二郎. 臨床神経学.2015;7:455-8.

第18回 ［主訴］頭痛① ────── 18

主訴＜頭痛＞の救急患者への対応法

　今回から主訴＜頭痛＞シリーズです。読者の皆さんは、主訴＜頭痛＞の鑑別疾患をどのように頭の中で整理していますか。確認したいレッドフラッグは何でしょう？ 成人における内因性疾患の想定で、今から5分間で鑑別疾患を書き出してみてください。5分間は救急車到着までの時間を想定して設定したタイムリミットです。まずアウトプットしてから、インプットすると学習効果が高いことが分かっています。では書き出し、スタート！

　さて、とある日、救急医局での様子です。

研修医リンリン
「先生、主訴＜頭痛＞の二次元鑑別リストを書いてみました。4人そろったので振り返りをお願いします」

救急医M
「はい！ リンリンは毎日頑張っているね！」

研修医リンリン

「来月から市中病院の救急研修に行くので、リストにある主訴を全部やっていきます。これを知って本当に良かったです！」

救急医 M

「よーし、特訓だ！」

ということで、研修医4人がそれぞれ書いた主訴＜頭痛＞の二次元鑑別リストを見比べながら、各自がどのように鑑別を挙げ、疾患ごとに重要なレッドフラッグは何を考えるかについて討論してもらいました。後日、4人の鑑別疾患とレッドフラッグの集計を作ったので図18-1に示します。

救急医 M

「右上の疾患（重症度・緊急度ともに高い疾患）として、クモ膜下出血、脳出血、髄膜炎は全員書けているね」

研修医リンリン

「はい。想起しやすい疾患はばっちりです。鑑別の分類としては、一次性頭痛と二次性頭痛に分けました。二次性頭痛は怖い疾患がありますね」

救急医 M

「そうだね。ところで、脳梗塞を書いたのは2人だけど、一般的に脳梗塞で頭痛は生じませんよ。ただし、椎骨動脈解離からの小脳・脳幹梗塞などでは頭痛を呈することはあると覚えておきましょう」

第18回 主訴＜頭痛＞の救急患者への対応法

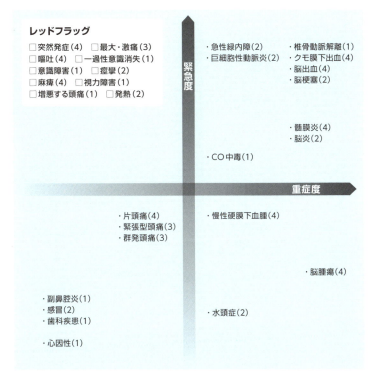

図18-1 研修医が挙げた主訴＜頭痛＞の鑑別疾患とレッドフラッグ

カッコ内の数字はそれを挙げた研修医の人数を表す（n=4）。
軸の目安は、重症度は右側が「入院が必要」、緊急度は上側が「直ちに治療介入が必要」で、重症度・緊急度ともに高い「右上」の疾患は救急疾患として特に要注意。なお各枠内での位置関係に意味はなし。

主訴＜頭痛＞の二次元鑑別リストを見てみましょう（図18-2）

> **研修医ユミ**
>
> 「内頸動脈海綿静脈洞瘻（carotid-cavernous fistula：CCF）って、眼（まぶた）に聴診器を当てるとシューシューと音がするっていう疾患ですよね」

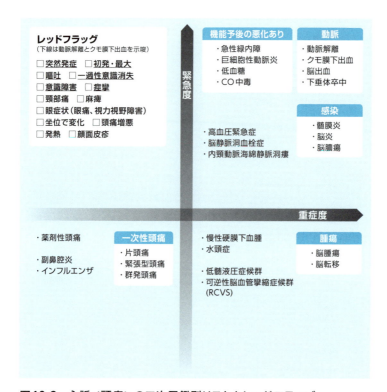

図18-2 主訴＜頭痛＞の二次元鑑別リストとレッドフラッグ

軸の目安は、重症度は右側が「入院が必要」、緊急度は上側が「直ちに治療介入が必要」で、重症度・緊急度ともに高い「右上」の疾患は救急疾患として特に要注意。なお各枠内での位置関係に意味はなし。

> **救急医M**
> 「そう、CCFは内頸動脈および外頸動脈と海綿静脈洞の間に短絡血流路が形成された状態だから、血管雑音を生じるというわけ」

> **研修医マサオ**
> 「レッドフラッグの顔面皮疹は何を意味するんですか」

救急医 M

「顔面ヘルペス由来の脳炎を見逃した例を、学生のときに聞いたことがあります。『頭痛の患者では、髪の毛もかき分けて生え際もよく見て、皮疹を確認せよ！』と教授に言われたよ。失敗例からいかに学ぶかが大事だね」

みんなは、『突然発症』、『激痛』、『嘔吐』、『麻痺』というレッドフラッグを書けていたね。突然発症する疾患として、危険なのは雷鳴頭痛（thunderclap headache）です。これを今回覚えよう！ 雷鳴頭痛の定義は、突然に出現し1分以内にピークに達する激しい頭痛です。雷が頭に落ちるイメージですね。

あと、『初発』というレッドフラッグが主訴＜めまい＞で出てきたけど、『これまでにない強い頭痛』は『初発』の『最大』と解釈できるので、主訴＜頭痛＞のレッドフラッグにも『初発・最大』を入れましょう。また、もし今までに経験している症状の場合はそのときの経緯を聞くことが重要です。

他のレッドフラッグとしては、『一過性意識消失の既往』、『意識障害』、『痙攣』、そして『眼症状』も主訴＜頭痛＞で大切なので覚えておきましょう」

　雷鳴頭痛は血管由来の病態と考えられています。雷鳴頭痛を認めたときに、まず鑑別すべき疾患はクモ膜下出血と可逆性脳血管攣縮症候群（reversible cerebral vasoconstriction syndrome：RCVS）です。繰り返す雷鳴頭痛を認めたらRCVSの可能性が一気に高まります。他にも頻度は落ちますが、脳静脈洞血栓症、動脈解離、高血圧緊急症なども雷鳴頭痛を呈することがあります。なお、

片頭痛も時に雷鳴頭痛を生じることがありますが、まず除外すべきは図18-2の右上に挙げたような二次性で頭痛を生じる疾患です。

ちなみにRCVSは、可逆性の多発性脳血管攣縮を認めるのが特徴とされる比較的新しい疾患概念です。発症年齢は平均40歳代（10〜76歳）です。確定診断にはMRA（MR angiography）が必要ですが、可逆性病変のため診断まで数日以上かかることもあります。合併症にはクモ膜下出血（30〜34％）、脳出血（12〜20％）、脳梗塞（6〜39％）、可逆性後頭葉白質脳症（PRES）（8〜38％）、痙攣（1〜17％）との報告があります[1]。図18-2では右下に位置付けていますが、経過観察が大切な疾患です。

主訴＜頭痛＞で合併し得る眼症状としては、眼痛や眼圧上昇疑い（眼が硬い）、視力障害、視野障害、結膜充血、拍動性眼球突出など、いろいろありますが、重症度・緊急度の高い眼症状を生じる疾患としては、以下は特に注意してください。

- **急性緑内障**：自覚症状は眼痛、霧視、虹視。他覚的所見としては眼球硬結（眼圧上昇）、結膜充血、中等度散瞳および対光反応消失などを認めることがある。

- **下垂体卒中**：自覚症状は急激な視野障害や視力低下（頻度75％）。眼瞼下垂や眼球運動障害（頻度50％）[2]。典型は両耳側半盲（視交叉の圧迫による）。既存の下垂体腺腫に梗塞・出血を来し発症する。

- **CCF**：自覚症状は複視（外眼筋麻痺）。他覚的所見としては結膜充血、拍動性の眼球突出を認めることがある。

> **研修医マサオ**
>
> 「習っても忘れた疾患もたくさんあります（苦笑）。頻度が高く、研修医レベルで見逃してはいけない疾患リストがほしいです」

> **救急医 M**
>
> 「なるほどね。切実な思いだね。見逃してはいけない疾患＝重症度・緊急度が高い疾患ということで、この二次元鑑別リストを作ったので、右上の疾患は全て、研修医レベルでも見逃してはいけないけど、中でも時間の猶予もなくて、絶対に見逃してはいけない疾患は、動脈解離（椎骨動脈、頸動脈など。まれに大動脈解離の波及もある）とクモ膜下出血です。ただし、非典型のクモ膜下出血には救急科専門医も泣かされています。非典型例の詳細は、次回、症例形式で提示します」

　研修医の先生たちは、まずレッドフラッグをマスターしてください。そして、該当するものがあれば自分たちで診断がつかなくても、上級医にレッドフラッグを報告しましょう。

　以下に、レッドフラッグごとの右上の鑑別疾患（重症度・緊急度が高い疾患）をまとめました。右上以外の疾患にも該当することはもちろんありますが、まずは右上を覚えてください。

- **突然発症（中でも雷鳴頭痛）**……動脈解離（椎骨動脈・頸動脈）、クモ膜下出血、下垂体卒中
（繰り返す雷鳴頭痛では、右下の疾患のRCVSを見逃さないこと）
- **初発・最大**……動脈解離（椎骨動脈・頸動脈）、クモ膜下出血、脳出血、下垂体卒中、髄膜炎、脳炎、脳膿瘍、急性緑内障、高血圧緊急症、脳静脈洞血栓症

- **嘔吐**……動脈解離（椎骨動脈・頸動脈）、クモ膜下出血、脳出血、急性緑内障、高血圧緊急症、脳静脈洞血栓症、髄膜炎
- **一過性意識消失**……動脈解離（椎骨動脈・頸動脈）、クモ膜下出血、脳出血、低血糖、CO中毒、脳静脈洞血栓症
- **意識障害**……動脈解離（椎骨動脈・頸動脈）、クモ膜下出血、脳出血、低血糖、CO中毒、高血圧緊急症、髄膜炎、脳炎、脳膿瘍
- **痙攣**……動脈解離（椎骨動脈・頸動脈）、クモ膜下出血、脳出血、低血糖、高血圧緊急症、脳静脈洞血栓症、髄膜炎、脳炎、脳膿瘍
- **頸部痛**……動脈解離（椎骨動脈・頸動脈）、クモ膜下出血（後頸部痛）
- **麻痺**……動脈解離（椎骨動脈・頸動脈）、クモ膜下出血（麻痺は血腫による脳実質圧排時に生じ得る）、脳出血、低血糖、脳炎、脳膿瘍
- **眼症状**……脳出血、下垂体卒中、急性緑内障、高血圧緊急症、CCF
- **坐位で変化**：坐位で増悪は右下の疾患である低髄液圧症候群、坐位で改善は脳静脈洞血栓症
- **頭痛増悪（雷鳴頭痛を除く）**……脳出血、髄膜炎、脳炎、脳膿瘍、急性緑内障、巨細胞性動脈炎、CO中毒、高血圧緊急症、脳静脈洞血栓症、CCF
- **発熱**……髄膜炎、脳炎、脳膿瘍、巨細胞性動脈炎
- **顔面皮疹**……脳炎（顔面、特に頭皮部ヘルペスの所見）、巨細胞性動脈炎（側頭動脈の腫脹＋圧痛、拍動低下）

> **救急医 M**
>
> 「以前、救急医 10 人に主訴＜頭痛＞で鑑別リストを 5 分間で記入してもらったところ、多い順に、クモ膜下出血・片頭痛（10人）、髄膜炎・緊張型頭痛（9人）、脳出血（8人）、急性緑内障（6人）となりました。山ほどの鑑別疾患を同時に挙げるのではなく、まず『重症度・緊急度の高い疾患』と『頻度の高い疾患』を迅速に鑑別し、それらに該当しないときに他の疾患へ鑑別の幅を広げていくのが、救急医の思考パターンなんだよね」

　鑑別に不安のあるうちは、この二次元鑑別リストを手元に置きながら、右上右下の鑑別に漏れがないか参考にするといいでしょう。ただし、目標はリストがなくても迅速に鑑別できるようになることなので、まずは自分でアウトプット、インプットを繰り返し、"救急脳"を作りましょう。

参考文献

1) Lancet Neurol. 2012;1:906-17.
2) 佐藤雅紀ら. 下垂体卒中、鹿児島県医師会報平成 30 年 1 月号、p66-7

第19回 ［主訴］頭痛②

主訴＜頭痛＞で決して見逃してはいけない疾患

救急隊から病院連絡です。季節は真夏を想定しています。

救急隊

「74歳男性。主訴は頭痛です。本日朝5時ごろ、テレビを見ていて頭痛があり、次第に増強したとのことです。市販薬の鎮痛薬（バファリン）を5時と6時に内服するも改善なく、10時に自分で救急要請し搬送となりました。バイタルサインは、意識清明、血圧210/86mmHg、脈拍数70回/分、呼吸数18回/分、SpO_2 98％（室内気）、体温36.3℃、明らかな麻痺はなし。既往歴は、脳梗塞（10年前）、高血圧症。内服歴は、近医クリニックからアムロジン（一般名アムロジピン）、デパス（エチゾラム）。アレルギー歴はなし。15分で病着（病院到着）予定です」

研修医リュウ

「はい、受け入れます！」

研修医リュウ

「主訴＜頭痛＞で血圧が高くて、段々頭痛が強くなっている……」

救急医M

「どう考える？」

研修医リュウ

「なかなかパッと浮かばないです」

救急医M

「困ったら、二次元鑑別リストを見ながら考えればいいよ（**図19-1**）」

研修医リュウ

「この前、頭痛で一番大事なのは雷鳴頭痛と習いました。今回は発症から5時間もたっているし、頭痛が増強しているので、雷鳴頭痛とは考えにくく、クモ膜下出血ではないと思います。来院時に落ち着いていたら、ゆっくり病歴を聞いてみたいです。まずは、『このような頭痛は初めてか否か』と初めての最大の痛みかどうかを確認します」

救急医M

「そうだね。レッドフラッグの□初発・最大だね！ これは、一番大事なレッドフラッグだよ。確かに今回の症例は、雷鳴頭痛（突然出現し、1分以内にピークに達する激しい頭痛）の定義には当てはまらないかもしれない。でもクモ膜下出血は右上の疾患（重症度・緊急度ともに高い疾患）だから、見逃しは許されない。非典型例も多いから、まだ除外はできないよ。バイタルサインで気になるところはない？」

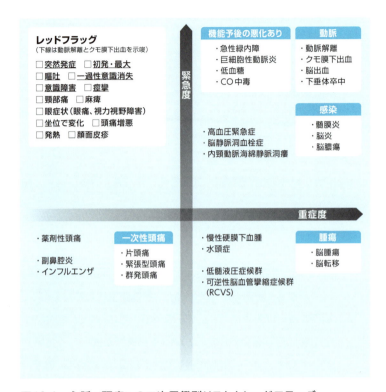

図19-1 主訴＜頭痛＞の二次元鑑別リストとレッドフラッグ
軸の目安は、重症度は右側が「入院が必要」、緊急度は上側が「直ちに治療介入が必要」で、重症度・緊急度ともに高い「右上」の疾患は救急疾患として特に要注意。なお各枠内での位置関係に意味はなし。

研修医リュウ

「血圧が高いです。血圧の左右差を確認したいです」

救急医M

「いいね。どうしてかな？」

研修医リュウ

「血圧が高いので大動脈解離がふと鑑別に浮かびました。いつも先生から『大動脈解離だけは見逃してはいけない』と言われているからかもしれません。でも大動脈解離なら頭痛が主訴とはなりにくいとは思います。脳出血の可能性もあるので、まずは頭部CTを撮りたいです。オーダーを入れます！」

救急医M

「大動脈解離が浮かんだのは立派だね！ 頸部痛を頭痛と訴える人もいるからね。来院後に大動脈解離のレッドフラッグである、胸痛、背部痛、頸部痛をまず確認しよう。

加えて、血圧210/86mmHgは高く、脈圧差＊も大きいね。大脈圧＊＊を伴う血圧上昇があれば、必ずカテコラミンリリースの病態かどうかを考えるべきといわれているよ[1]。大脈圧は生命の危機にさらされるような状況だから、見逃してはいけないね」

＊脈圧差：収縮期血圧－拡張期血圧
＊＊大脈圧：脈圧差≧収縮期血圧÷2

　というわけで、来院前にまず除外すべき疾患として、クモ膜下出血と大動脈解離をリストアップしました。CT室の確保（頭部CT）と、末梢ラインの確保、採血（血算、生化学、凝固）を指示。光刺激での動脈瘤破裂を考慮し、瞳孔の観察は開閉眼で観察することと方針を決めました。

> **来院時所見 10:30病着**
>
> - **全身状態**：ストレッチャーで入室、落ち着いている、冷汗なし。これまで時々頭痛はあったが、今回ほど痛いことはなかった。胸痛、背部痛、頸部痛は本日一度もないとのこと。ただし、左眼奥の痛みがあるという
> - **バイタルサイン**：血圧（右上肢）200/90mmHg、（左上肢）154/82mmHg、脈拍数72回/分、呼吸数20回/分、SpO₂ 98%（室内気）、体温36.5℃
> - **GCS（Glasgow coma scale）**：15点（E4V5M6）
> - **神経所見**：II〜XII局所所見なし、四肢に麻痺・痺れなし
> - **瞳孔**：3/3 ＋/＋（開眼時部屋の明かりで反応あり）
> - **頭頸部**：眼球結膜充血なし、左眼痛あり
> - **呼吸音・心音・腹部**：特記所見認めず

研修医リュウ

「左眼痛ありです！ 眼痛と頭痛なので急性緑内障発作でしょうか？ 眼科にコンサルトすべきですか」

救急医M

「それは頭部CTの結果を見てから考えよう。まずはより緊急性の高い疾患から評価していく必要があるよ。上肢の血圧に20mmHg以上の左右差があるので、臨床症状はないけれど、大動脈解離がないことも確認したい。頭部CTの際に胸部の単純CTを追加して！」

　検査は、まず頭部CTと胸部単純CTを施行しました。クモ膜下出血の診断となり、続けて原因検索のため、頭部の造影CT検査を行いました。

> **検査所見**
> - **頭部CT**：左IC-PC優位（内頸動脈ー後交通動脈分岐部）のクモ膜下出血。頭部CTでクモ膜下出血を認めたため、指導医が持参していたニカルジピン 2mL（2mg）を静注。
> - **胸部単純CT**：大動脈解離を疑う所見を認めず

以上より、診断はクモ膜下出血となりました。

初療室に戻り、降圧、鎮痛とともに術前検査を行いながら脳神経外科にコンサルトしました。造影CTで、左IC-PC動脈瘤を認めたため、脳動脈瘤クリッピング術施行の方針となりました。左眼の奥の痛みは、血腫による圧迫のためだろうとのことでした。

研修医リュウ

「焦ると何からしていいのか、分からなくなります」

救急医M

「初めはみんな同じように苦労するものだよ。大切なのは、病歴をきちんと取ること。大切な情報を漏らさないよう、丁寧にやってみて。ただし、救急では急変のリスクも考慮しながら、常に時間も意識してね」

研修医リュウ

「患者さんはテレビを見ていて、秒単位の突然発症の激しい頭痛だったとのことです。最初は全体が痛く、1人では受診できないほどの頭痛だったので、奥さんがパートから帰宅するのを待っていたそうです。バファリンを頻回に飲んでも痛みが増悪したので、自分で救急車を要請したとのことでした」

救急医 M

「いい病歴が聴取できたね。レッドフラッグとしては、『突然発症』、『初発・最大』、『頭痛増悪』に該当するね。血腫増大で左眼の奥の痛みを訴えたのは、今回私も勉強になったよ。今回みたいにその場面が目に浮かぶような病歴を短時間で聞き取ることが診療の第一歩。この調子で頑張ろう！」

とそこへ、救急隊から病院連絡です。

救急隊

「54歳女性、主訴は頭重感です。スーパーで仕事中にめまいを起こし、頭痛と脱力もあるため、救急車を要請しました。現在は頭重感のみで、麻痺は認めません。なお、この方はうつ病の既往があります。バイタルサインは、意識清明、血圧146/90mmHg、脈拍数60回/分、呼吸数12回/分、SpO_2 98％（室内気）、体温37.0℃。意識消失なし。既往歴はうつ病、内服歴は近医クリニックから抗うつ薬。アレルギー歴はなし。病着（病院到着）まで15分です」

研修医リュウ

「はい、受け入れます！」

救急医 M

「さあ、どう考える？」

研修医リュウ

「レッドフラッグでは、めまいが気になります。でも今は頭重感のみで、麻痺症状はないらしいので、うつ病による不定愁訴でもいいのかもしれません」

救急医 M

「今回はバイタルサインも落ち着いているし、病歴聴取した上で画像検査の必要性の有無を判断しよう」

来院時所見

- **全身状態**：ストレッチャーで入室、落ち着いているが、ややつらそう。冷汗なし。これまでも頭重感はよくあった。今、頭痛の強度は10を死にそうに痛い最高とした場合に3。経過中、胸痛、背部痛、嘔吐、痙攣、一過性意識消失は全てなかったとのこと

- **バイタルサイン**：血圧150/90mmHg、脈拍数60回/分、呼吸数12回/分、SpO_2 98％（室内気）、体温36.8℃
- **GCS（Glasgow coma scale）**：15点（E4V5M6）
- **神経所見**：II〜XII 局所所見なし、四肢に麻痺・痺れなし
- **瞳孔**：3/3　対光反射＋/＋
- **頭頸部**：眼球結膜充血なし
- **呼吸音・心音・腹部**：特記所見認めず

研修医リュウ

「先生、頭痛は続いているようですが、他に所見がありません。頭部CTは必要でしょうか」

救急医 M

「発症時の様子は？ スーパーで仕事中といっていたけど」

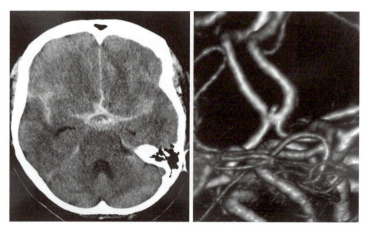

写真19-1　頭部単純CTと三次元CT血管造影所見
頭部単純CT(左)において左右のシルビウス裂にも広がる、クモ膜下腔の血腫を認めた。三次元CT血管造影（3D-CTA、右）では、前交通動脈に動脈瘤を認めた。

研修医リュウ

「確認してきます。(少ししてから) スーパーでレジを打っているときに、軽い頭痛とめまい、脱力感を自覚したそうです。ふらついたり、転倒はしていません」

救急医M

「レッドフラッグでは突然発症が当てはまるね。雷鳴頭痛とはいえないけれど、見逃してはいけないのはクモ膜下出血だから、念のため頭部CTは実施しよう」

　頭部CT検査を行い、クモ膜下腔の血腫を認め（**写真19-1**）、クモ膜下出血と診断しました。
　初療室に戻って、ライン確保（術前採血提出）後に、動脈瘤検索として頭部造影CTを追加しました（**写真19-1右**）。脳外科にコンサ

ルトしたところ、脳動脈瘤クリッピング術施行の方針となりました。なお、単純CT施行後に、頭痛の増強と吐き気の訴えがありました。

> **救急医M**
>
> 「CTを撮ってよかった。クモ膜下出血は痛みの訴えも様々で難しい。クモ膜下出血のオタワルール（Ottawa SAH Rule）※にある、①40歳以上、②頸部痛や項部硬直、③意識消失、④労作時に発症、⑤雷鳴頭痛、⑥頸部屈曲制限——の6項目のいずれかに当てはまる場合は、クモ膜下出血を考慮しなくちゃダメだよ。一般的に頭部CTで診断できるけど、感度は100％ではないので、疑わしければ腰椎穿刺を行い脳脊髄液の性状を確認する必要があることも忘れずに。クモ膜下出血は奥が深いよ！」

※クモ膜下出血のオタワルール（Ottawa SAH Rule）[2]
急性頭痛患者におけるクモ膜下出血の除外についての基準。1時間以内に痛みのピークを迎えた頭痛があるが神経障害は認めない成人患者2131例を解析したところ、①40歳以上、②頸部痛や項部硬直、③意識消失、④労作時に発症、⑤雷鳴頭痛、⑥頸部屈曲制限——の6項目全てに当てはまらなかった場合は、クモ膜下出血を感度100％（95％信頼区間[CI] 97.2-100.0）、特異度15.3％（95％ CI 13.8-16.9）で除外できたというデータに基づく。

参考文献

1) 入江聰五郎 著、宮城征四郎 監修、『バイタルサインからの臨床診断 改訂版』（羊土社、2017）
2) JAMA. 2013;310: 1248-55.

第20回　[主訴] 頭痛③

主訴＜起き上がれない頭痛＞の診かた

　主訴＜頭痛＞の最終回です。前回はクモ膜下出血について解説しました。今回は、主訴＜起き上がれない頭痛＞をどう解釈するかです。痛いから起き上がれないのか、坐位になると増悪するから起き上がれないのか、因果関係をしっかり把握することが大切です。

　まず、救急隊から病院連絡がありました。

> **救急隊**
>
> 「55歳女性、主訴は頭痛です。3週間ほど前から持続する頭痛です。これまで近医で頭部CT検査とMRI検査を受け、『特に異常なし』と言われていたそうです。本日、頭痛が強くて起き上がれず、本人が救急車を要請しました。バイタルサインは、意識清明、血圧120/82mmHg、脈拍数60回/分、呼吸数14回/分、SpO₂ 100%（室内気）、体温37.4℃。麻痺は認めません。既往歴はなし、内服歴はロキソニン頓用（近医より処方）、アレルギー歴なし、病着（病院到着）まで15分です」

> **研修医シュン**
>
> 「はい、受け入れます！」

研修医シュン

3週間持続する頭痛で麻痺もなく、頭部CTもMRIも異常なしなのか……。

救急医M

「どう考える？」

研修医シュン

「画像検査で異常がなくて、頭痛だけで3週間経過しているなら、（**図20-1**の二次元鑑別リストを見ながら）右上（重症度・緊急度ともに高い疾患）ではなさそうですね。緊急性の高いものではないと考えるので、病歴をよく聞いてみようと思います。特に外傷歴を聞いてみたいです」

救急医M

「そうだね。緊急性は高くないようだ。頭痛で一番怖いのは雷鳴頭痛だけど、この方は雷鳴頭痛ではなさそうだね。バイタルサインも落ち着いているので、この時点で大動脈解離やクモ膜下出血ではなさそうだね。ただし、『だろう』では診断とは言えないので、来院したら頭痛のレッドフラッグを1つずつ確認しながら、病歴聴取をしてみよう」

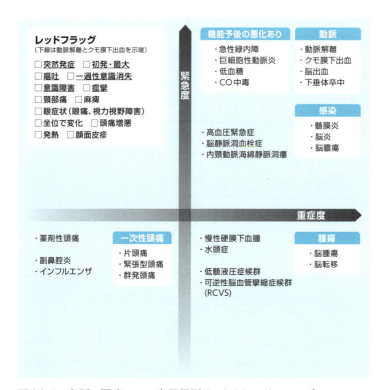

図 20-1　主訴＜頭痛＞の二次元鑑別リストとレッドフラッグ

軸の目安は、重症度は右側が「入院が必要」、緊急度は上側が「直ちに治療介入が必要」で、重症度・緊急度ともに高い「右上」の疾患は救急疾患として特に要注意。なお各枠内での位置関係に意味はなし。

来院時所見

- **全身状態**：ストレッチャーで入室、臥位。苦悶様表情。
- **バイタルサイン**：意識清明、血圧124/80mmHg、脈拍数62回/分、呼吸数14回/分、SpO$_2$ 100％（室内気）、体温37.2℃
- **GCS（Glasgow coma scale）**：15点（E4V5M6）
- **脳神経**：II-XII 局所所見なし
- **瞳孔**：3/3、対光反射＋/＋
- **四肢**：麻痺・痺れなし、左右差なし
- **頭頸部・呼吸音・心音・腹部**：特記所見認めず

> **研修医シュン**
> 「詳しいお話を聞かせてください。この頭痛が生じるよりも前に頭をぶつけたり、揺さぶられたりしなかったですか？ どんなふうに、症状が始まったか教えてください」

患者から聴取したことを要約すると、以下となる。

追加情報の詳細

特に頭部外傷歴はなし。3週間ほど前からなんとなく頭痛が始まり、2週間前に近医で頭部CT、脳MRIを受けたが「異常なし」と言われたとのこと。起きているのが徐々につらくなり、必要最低限のこと（トイレ歩行程度）以外は家事もできず、寝て過ごすようになった。今日は臥床でも頭痛が改善せず、死にそうに痛いを10とした場合の痛みの程度は10分の5、頭を上げると頭痛の程度は10/10となるため、起き上がれず、救急車を呼んだ。

図20-1のレッドフラッグの中では、「坐位で変化」と「頭痛増悪」が該当した。

研修医シュン

「救急隊から『頭痛が強くて起き上がれない』と聞いて、『起き上がれないほど頭痛が強い』という意味だと勝手に解釈していましたが、レッドフラッグの確認の際に、『坐位で変化する頭痛』だと分かりました」

救急医 M

「よく聞き取れたね。坐位で増悪する頭痛ということは、低髄液圧症候群の可能性が高くなるから、その確認が必要になるね」

　患者に対してはラインを確保し、採血後に頭部CT検査を行ったところ、両側に硬膜下血腫を認めました（**写真20-1**）。

　脳神経外科へコンサルトを行ったところ、三次元脳血管造影（3D-CTA）が追加され、脳動脈瘤や椎骨動脈解離、出血性病変は除外できました。続いて頭部造影MRIの方針となり、頭部造影MRIでは、両側性のびまん性硬膜肥厚を認めました（**写真20-2**）。

　以上の所見から、診断は特発性低髄液圧症候群（SIH: spontaneous intracranial hypotension）となりました[1]。

　脳溝の描出が良好であることから、入院の上で安静臥床での経過観察の方針となりました。

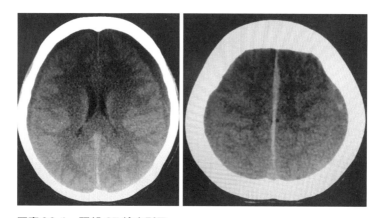

写真 20-1　頭部 CT 検査所見
大脳半球間に高吸収域の血腫を認める。左硬膜下血腫の一部に high density の所見あり。

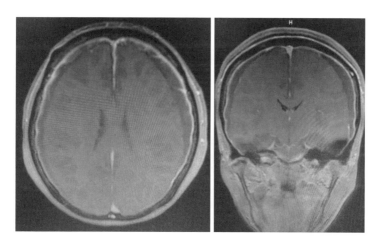

写真 20-2　頭部造影 MRI 所見
両側性にびまん性の硬膜肥厚を認める。脳溝の描出は良好。

参考までに、その後の経過です。

> **その後の経過**
>
> 　入院9日目に意識レベルが低下し、GCSは13点（E3V4M6）となる。間脳の圧迫が疑われたため、緊急で穿頭血腫ドレナージ術を施行した。穿頭時、硬膜切開後ドレーン挿入後に逆流を認めたが、硬膜圧のテンションは低かった。
> 　術後1日目には意識清明となり、術後5日目より徐々に上半身を起こし症状の出現がないことを確認。術後9日目に行ったCT検査では硬膜下血腫の再発を示唆する所見なし。術後13日目に安静指示を解除しても頭痛の出現はなく、術後16日目にMRIで髄液減少を示唆する所見がないことを確認した上で、術後20日目に退院。

救急医M

「今日は、低髄液圧症候群について勉強しましょう」

研修医シュン

「今日は『起立性頭痛』という概念を学ぶことができました。頭を持ち上げることで、髄液の漏れが増えて痛みが増強するということですね。だから、レッドフラッグは□坐位で変化ということですね」

救急医M

「ちなみに、今回は低髄液圧症候群としたけど、脳脊髄液減少症という病名もあるよ。実際に脳脊髄液の測定はできないため、低髄液圧症（低髄液圧症候群）、髄液漏出症という疾患概念に変化している。まだ議論の余地も多い分野なんだね」

特発性低髄液圧症候群とは

特発性低髄液圧症候群は、腰椎穿刺など明らかな外的誘引なく頭蓋内圧の低下を来した病態を指す。平均発症年齢は40歳前後である。

典型的な症状は、立位で15分以内に起こり、臥位で30分以内に改善または消失する体位性頭痛（起立性頭痛）。悪心、嘔吐、複視、聴力障害などを認めることもある。

髄液圧は、側臥位では頭蓋内、腰椎レベルともに10～15cm H_2O 前後であるが、立位になると、腰椎レベルでは40cm H_2O 程度まで上昇し、逆に頭蓋内は陰圧になることもある。

髄液腔を包む硬膜、クモ膜に何らかの理由で穴が開いて髄液が漏れると、内部の体液とともに脳が動き、痛覚受容体のある脳神経、脳の血管や頭蓋底の硬膜が刺激され、痛みを感じる。低髄液圧症候群の頭痛は「牽引性頭痛」に分類されている。低髄液圧症候群の中核的症状である「起立性頭痛」は、立位になることにより、髄液が多く存在する頭蓋が、髄液の漏出部位より相対的に高くなり、髄液の漏出量が増えるためと考えられている[2]。

特発性低髄液圧症候群の10～25％が慢性硬膜下血腫（chronic subdural hematoma：CSDH）を合併する。低髄液圧や脳脊髄液の減少に伴い、脳実質が下方に牽引され二次的に架橋静脈の損傷が起きるためと考えられている。典型例では両側硬膜にびまん性かつ連続性に造影効果がある肥厚を認めるとき、低髄液圧症候群を強く疑うとされる（CTミエログラフィーやMR脳槽シンチグラフィーで髄液漏出を検出できた症例も報告されている）。

保存的治療で改善がないときには硬膜外自家血注入（ブラッドパッチ療法）を行うこともある。予後は一般的に良好だが、間脳の圧迫による意識障害も報告されている[3]。

▶ Take-home messages

① 非専門医でも、ここまでできる低髄液圧症候群の診断

- 若年者の硬膜下血腫では、低髄液圧症候群を鑑別に挙げる。
- 坐位で増悪する頭痛の場合、低髄液圧症候群を考慮し、頭部CT、造影MRIを施行。画像検査で両側硬膜にびまん性かつ連続性に造影効果がある肥厚を認めるときは低髄液圧症候群を強く疑い、脳神経外科にコンサルト。
- 予後良好といわれているが、意識障害を呈している例では予後不良のこともあるので要注意。

② 坐位で変化する頭痛の鑑別

- 坐位で増悪：
  低髄液圧症候群（立位で髄液圧が下がるため、頭痛は増悪）
- 坐位で改善：
  脳静脈洞血栓症（坐位で頭蓋内圧が下がるため、頭痛は改善）

参考文献

1) 平成22年度厚生労働科学研究費補助金障害者対策総合研究事業（神経・筋疾患分野）脳脊髄液減少症の診断・治療法の確立に関する研究班、脳脊髄液漏出症画像判定基準・画像診断基準
2) 「脳脊髄液減少症の非典型例及び小児の診断・治療法開拓に関する研究班」のサイト
3) Brain and Nerve 脳と神経.2004;56:

第21回　［主訴］呼吸困難①

＜呼吸困難＞の超緊急疾患は6つ、全部言える？

　これまで、救急医の思考過程を紹介するために、主訴ごとに鑑別すべき疾患とその重症度・緊急度を示した二次元鑑別リストを示し、救急隊からの連絡（収容要請）で得られた最低限の情報から、どのように救急医が秒単位で臨床推論しているかを再現してきました。

　ところで、救急で多い主訴は何だと思いますか。

　図21-1は私が以前勤務していた二次救急病院に救急搬送された患者の主訴の内訳です。埼玉県のベッドタウンにある約340床の病院で、年間約6800台の救急車を受け入れている病院におけるデータです[1]。ある年の4〜10月の7カ月間に受け入れた内因性救急搬送（n＝2457）を対象に解析しました。

　主訴として多いのは、疼痛、発熱、めまい、呼吸困難、意識障害、嘔吐、一過性意識消失、麻痺（片麻痺・単麻痺）の順で、ここまでで65％を占めていました。全体の24％を占めた疼痛（n＝589）の内訳を見ると、腹痛が最多で42％、胸痛は10％で、胸部違和感や心窩部痛、胸背部痛も含めると22％となっていました（**図21-2**）。もちろん地域や時期による変動はあるとは思いますが、他の二次救急病院でも同様の傾向を示す可能性は高いと思います。

　これまで、＜背部痛＞＜めまい＞＜一過性意識消失＞＜胸痛＞＜片麻痺＞＜頭痛＞という主訴ごとに解説してきましたが、これら

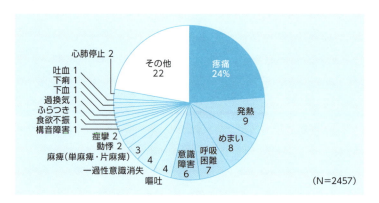

図21-1　ある二次救急病院に救急搬送された患者の主訴
ある二次救急病院が受け入れた、内因性救急搬送患者2457人におけるデータ。

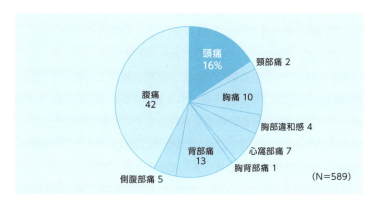

図21-2　主訴＜疼痛＞患者の内訳
内因性救急搬送患者2457人のうち疼痛を主訴とした589人における痛みの種類。

は救急で出会う主訴の約3割を占め、かつ重症度・緊急度ともに高い疾患で生じやすい主訴なのです。

　さて、今回から主訴＜呼吸困難＞です。内因性の救急搬送の7％を占める主訴です。

救急医 M

「皆さんは、主訴＜呼吸困難＞の鑑別疾患をどのように整理していますか。また、確認したいレッドフラッグは何ですか。成人の内因性疾患に限定して、今から5分間で鑑別疾患を書き出してみてください。5分間は救急車到着までの時間を想定して設定したタイムリミットです。自分で分かる範囲を確認してから学習すると、頭に入りやすいことが分かっています。それではスタート」

―5分経過―

研修医タロウ

「主訴＜呼吸困難＞なら、肺炎や緊張性気胸、あとは気管支喘息と急性喉頭蓋炎も見逃してはいけない疾患です。レッドフラッグは、咳や痰、急性喉頭蓋炎なら、嗄声とよだれです」

救急医 M

「よだれは大事なレッドフラッグだね！ どれも大事な疾患を挙げてくれたね。他は？」

研修医タロウ

「えーっと、心タンポナーデもですか？」

救急医M

「そう！ まだまだ鑑別疾患を挙げられるね。他にはないかなって、常に自分で自分に問いかける習慣ができると成長するよ。

＜呼吸困難＞っていうのは医学用語だね。これを意味する一般的な言葉としては、息がしづらい、息切れする、（他者から見て）息が苦しそう、ゼーゼーしているなど、いろいろあるね。また、胸の圧迫感を＜息苦しい＞と訴えることもあり、胸痛を来す疾患も鑑別に含めなくてはいけない場合もあるよ」

では、主訴＜呼吸困難＞の二次元鑑別リストを見てみましょう（図21-3）。

研修医ユウ

「今回は、『超緊急』の疾患が6つありますね」

救急医M

「よく気がついたね。主訴＜呼吸困難＞を生じる疾患の中でも、上気道の閉塞性疾患である気道異物、アナフィラキシー、急性喉頭蓋炎と、閉塞性ショックを来し得る緊張性気胸、肺塞栓症、心タンポナーデは、処置の遅れで致死的となることがあります。また、アナフィラキシーでは、上気道狭窄の有無とは別に、血管透過性の亢進や血管拡張からアナフィラキシーショック（血圧低下）を来すこともあります。レッドフラッグを用いて見逃してはいけない疾患の可能性を評価しましょう」

第21回 ＜呼吸困難＞の超緊急疾患は6つ、全部言える？

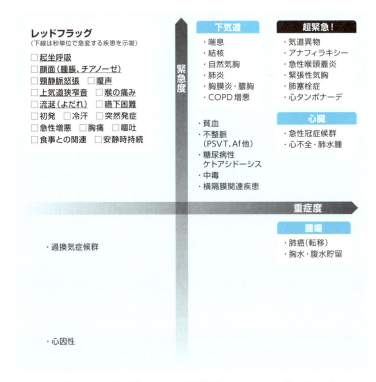

図21-3 主訴＜呼吸困難＞の二次元鑑別リストとレッドフラッグ

軸の目安は、重症度は右側が「入院が必要」、緊急度は上側が「直ちに治療介入が必要」で、重症度・緊急度ともに高い「右上」の疾患は救急疾患として特に要注意。なお各枠内での位置関係に意味はなし。

> **研修医マコ**
> 「結核は時間単位の疾患ではないと思うのですが、どうして右上なんですか？」

> **救急医 M**
> 「緊急度は確かに他の疾患ほど高くないけれど、結核の可能性があるときは、医療者は N95 マスクを着用したり、患者を個室や陰圧室に隔離するなどの対応が必要になるので、管理を緊急で変える必要があるという意味で、右上に置きました」

主訴＜呼吸困難＞のレッドフラッグごとに、右上の鑑別疾患（重症度・緊急度が高い疾患）をまとめました。ただし、これらのレッドフラッグは右上の鑑別疾患以外でも認めることがあります。ですので、幾つかのレッドフラッグの組み合わせがあるか否かで、右上の疾患の可能性を短時間に評価してください。

- **起坐呼吸**……気道異物、アナフィラキシー、急性喉頭蓋炎、心不全、喘息
- **顔面**……腫脹はアナフィラキシー、チアノーゼは低酸素血症を示唆
- **頸静脈怒張**……緊張性気胸（胸腔内圧の上昇）、心タンポナーデ、うっ血性心不全
- **嗄声**……アナフィラキシー、急性喉頭蓋炎
- **上気道狭窄音 (stridor)**……気道異物、アナフィラキシー、急性喉頭蓋炎
- **喉の痛み**……急性喉頭蓋炎
- **流涎（よだれ）**……急性喉頭蓋炎
- **嚥下困難**……急性喉頭蓋炎

- **初発**……今回の呼吸困難の原因が分かる可能性があるので、手早く確認
- **冷汗**……緊張性気胸、肺塞栓症、心タンポナーデ、急性冠症候群
- **突然発症（秒分単位）**……気道異物、アナフィラキシー、緊張性気胸、肺塞栓症、急性冠症候群、喘息、自然気胸
- **急性増悪（秒分単位）**……気道異物、アナフィラキシー、急性喉頭蓋炎、緊張性気胸、肺塞栓症、心タンポナーデ、急性冠症候群、喘息、自然気胸
- **胸痛**……緊張性気胸・肺塞栓症・急性冠症候群、心タンポナーデ、自然気胸、胸膜炎、膿胸
- **嘔吐**……気道異物（発症前）、アナフィラキシー、急性冠症候群
- **食事との関連**……気道異物、アナフィラキシー（原因が食物の場合）
- **安静時持続**……気道異物、アナフィラキシー、急性喉頭蓋炎、緊張性気胸、肺塞栓症、心タンポナーデ、急性冠症候群、心不全・肺水腫、喘息、結核、自然気胸（貧血を除き右上疾患の全てで生じ得るが、重症度・緊急度評価において大切なのでレッドフラッグとした）

► **Take-home messages**

① 主訴＜呼吸困難＞では、気道異物、アナフィラキシー、急性喉頭蓋炎は、上気道閉塞を来し得るため超緊急疾患。これらの疾患のレッドフラッグとなる、嗄声、喉の痛み（強い痛み）、流涎、嚥下困難を確認する。

② 主訴＜呼吸困難＞で、強い喉の痛みがあれば喉頭蓋炎である

・ティアニー先生のパール
epiglottitis; In any patient with a severe sore throat and a normal pharyngeal exam, consider this: an accurate diagnosis may save the patient's life.

「急性喉頭蓋炎；強い喉の痛みを訴えるのに咽頭の所見が正常などんな患者にも、この疾患を考慮しなさい。的確な診断が患者の命を救う」[2]

③ 主訴＜呼吸困難＞で閉塞性ショックを来し得る超緊急疾患は、緊張性気胸、肺塞栓症、心タンポナーデ。これらの疾患は秒分単位でバイタルサインが増悪することがあるため、迅速な評価が必要。

参考文献

1）望月礼子ら、日救急医会誌．2017; 28: 458
2）ローレンス・M・ティアニー著、松村正巳訳、『ティアニー先生のベスト・パール2』（医学書院、2012）

2018年11月、カリフォルニア大学サンフランシスコ校内科教授のローレンス・ティアニー先生と再会しました。皆さんご存じの、「内科診断学の神様」と呼ばれている先生です。

　ティアニー先生の書籍や講演を聞き、大きな影響を受けました。先生がいつも言われる「患者さんから学びなさい」という教えを大切にしています。先生とは4年前にも、先生のお好きなバードウォッチングにご一緒させていただきました。先生は、鳥を見てはスマートフォンで検索。そして「うーん、この鳥は冬には首の羽根が○○色に変わるんだねー」などなどと勉強熱心。さらに、私の車に貼ってある初心運転者標識（いわゆる初心者マーク）を見て「これは何？」「なんでこの色が初心者のマークなの？」と質問が途切れませんでした。何にでも興味を持ち学んでいくティアニー先生。学ぶことの楽しさ、奥深さをひしひしと感じた幸せな1日でした。

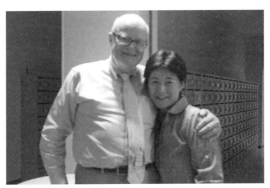

2018年11月、ローレンス・ティアニー先生と筆者（自治医科大学にて）

第22回 ［主訴］呼吸困難② ─── 22

著明な喘鳴を喘息と決めつけてはいけない

　主訴＜呼吸困難＞2回目です。今日は院内で急変した症例を紹介します。

> **救急看護師**
>
> 「内科外来から診察の依頼です。41歳男性で、来院時に呼吸困難感の訴えが強く、SpO₂ 80％（室内気）とのことです」

> **研修医タロウ**
>
> 「酸素投与して、すぐ初療室に連れてきてください！」電話を切った後、「気管支喘息ですかね？」

> **救急医M**
>
> 「喘息の既往があるなら、来院時に『喘息』と訴えそうだが、初発なのかな。SpO₂ 80％なのにウォークインということは、急激に増悪しているということかもしれない。仕事中に発症したのかな」

初療室入室時の所見　13：55

- **患者の第一印象（general appearance）**：不良。車椅子で入室。努力様呼吸が見られ、「く、くるしいです…」と会話困難あり、口唇チアノーゼはない
- **バイタルサイン**：意識清明、血圧170/110mmHg、脈拍数128回/分、呼吸数21回/分、SpO$_2$ 86％（3L鼻カニューレ）、体温37.1℃
- **頭頸部**：左右眼球結膜充血
- **呼吸音**：（研修医聴診）肺野全域で左右差なく喘鳴（wheezing）著明

研修医タロウ

「喘息です。吸入準備して！」

救急医M

「リザーバーマスク10Lに変更します！」

続く救急医Mの診察所見

- **聴診**：肺野全域で喘鳴著明。続いて頸部聴診にて肺野よりも明らかに強い上気道狭窄音（stridor※）を聴取。

  ※ stridor：吸気性喘鳴。咽頭、喉頭や気管などが部分的に閉塞し、吸気時に発生する喘鳴

救急医M

「上気道狭窄あり、アナフィラキシーだ！　アドレナリン0.3mg筋注！」

直ちにアドレナリン0.3mgを大腿前面外側に筋注。末梢ラインから細胞外液を全開で投与開始。5分程度で上気道狭窄音は改善しましたが、呼吸困難は持続。15分程度してから「楽になりました」と患者。会話がスムーズにできるようになりました。
　以下に呼吸状態改善後に聴取した現病歴と、初療室までの経過を示します。

> **11:45**：仕事中に頭痛があったため、同僚から市販の鎮痛薬（商品名バファリン）をもらい内服
> **12:00**：昼休み（内服15分後）に乾性咳嗽が出現し持続。その後、呼吸困難が出現した。次第に増悪するため当院へ同僚の車で向かった
> **13:50**：病院到着
> **13:55**：救急外来へ移動
>
> 【既往歴・内服歴】なし
> 【アレルギー歴】なし
> 【喫煙歴】10本/日。18歳から現在
> 【社会歴】職業は清掃業。ただし、薬品などの曝露なし

　最終診断は、アナフィラキシーとなりました。
　ショックはないものの上気道狭窄が著明だったことから、2相性のアナフィラキシー出現を考慮してICU入室としました。20時に呼吸困難が出現するも、上気道狭窄はなく、気管支拡張薬の吸入で症状は消失。その後は問題なく、2日目に退院となった。今回の症状は、鎮痛薬（バファリン）によるアナフィラキシー、すなわち、命の危険もあるアレルギー反応であったことを説明し、今後は鎮痛薬を自己判断で内服しないよう説明し、大学病院のアレルギー外来受診の方針としました。

> **研修医タロウ**
> 「wheezing が著明なので、てっきり喘息だと思いました」

> **救急医 M**
> 「確かに wheezing 聴取の場合、外来で多いのは喘息発作だよね。でも今回、胸部で聴取した呼吸音は、実は上気道の狭窄音が胸部全域まで広がって聞こえていたと考えられます。すなわち、吸気性喘鳴だったということ。喘鳴があるときは必ず頸部聴診をして、頸部が音源ではないことを確認しましょう。今回は頸部聴診で激しい上気道狭窄の音が聞こえて、びっくりしたよ」

上気道狭窄を示唆する stridor を、下気道狭窄を示唆する wheezing と誤認し、「気管支喘息」として対応してしまうことがあり、危険です。以下に、stridor と wheezing の違いをまとめます[1]。

> **stridor：**
> 　上気道狭窄を示唆、ほぼ吸気時のみに出現、monophonic sound（単音）で、大きな音
> **wheezing：**
> 　下気道狭窄を示唆、主に呼気時に出現、polyphonic sound（複数の音）で、音の大きさは様々

また、wheezing の最重症時は silent chest といって、高度の末梢気道狭窄により、呼吸音が聞こえなくなることがあります。これは心停止の一歩手前の状態。聴診で聴くのは雑音だけじゃないということを覚えておいてください[2]。見た目は喘ぎ呼吸だけれど、聴

診では無音という症例に驚いたことがあります。

　主訴＜呼吸困難＞で緊急度が最も高いのは上気道の閉塞性疾患ですので、頸部の聴診は必須です。診察の早期に行う必要があります。聴診の際は、吸気性か呼気性かを確認し、心音・呼吸音とセットで頸部も聴診する習慣を普段から身に付けましょう。習慣付けることで無意識に実行できるようになります。

　では、主訴＜呼吸困難＞の二次元鑑別リストを見てみましょう（**図22-1**）。

　実際の救急診療では、レッドフラッグを用いて見逃してはいけない疾患の可能性を評価します。レッドフラッグと各疾患との対応は21回に記載の通りです。

　主訴＜呼吸困難＞の鑑別疾患で緊急度・重症度が特に高い疾患群として、「超緊急」の枠を作り、気道緊急とショックを来す疾患6つを挙げました。時間が大切な要素である救急対応の中でも、これらの疾患では数秒の対応の遅れで致死的となることもあります。診察の優先順位をあらかじめ把握しておかねばなりません。

研修医タロウ

「確認しなければいけないレッドフラッグがたくさんあり、焦ってしまいます。優先順位を教えてください」

救急医M

「まずは、超緊急の疾患を示唆するレッドフラッグを評価しましょう。ストレッチャーが近づいてくるところをイメージしてみて、姿勢と努力様呼吸があるか否かは、数メートル離れていても分かるよね。まずは、起坐呼吸と、呼吸困難の安静時持続の有無が確認できるね」

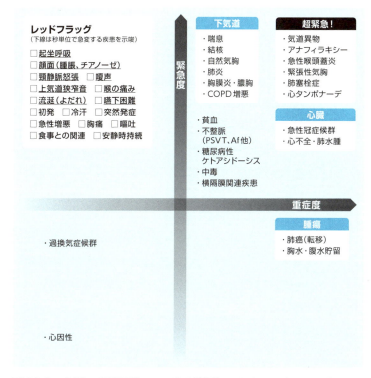

図22-1　主訴＜呼吸困難＞の二次元鑑別リストとレッドフラッグ

軸の目安は、重症度は右側が「入院が必要」、緊急度は上側が「直ちに治療介入が必要」で、重症度・緊急度ともに高い「右上」の疾患は救急疾患として特に要注意。なお各枠内での位置関係に意味はなし。

> **研修医タロウ**
>
> 「確かに、今日の患者さんは初療室に入ってきたとき、肩で苦しそうに呼吸していて、一目で『ただ事ではない』と分かりました。先入観から喘息と診断して、早く治療しなくてはと焦ってしまい、頸部の聴診が必要なことを思いつきませんでした」

救急医 M

「第一印象（general appearance）で重症感があることは判断できたわけだね。先入観にとらわれると診断を誤ることがあるからこそ、常に右上の疾患を意識するトレーニングが必要だよ。続いて見るべきレッドフラッグは、『頸静脈怒張』だよ。ストレッチャーで移動中の患者に近づきながら確認できるよね。救急外来では、内科の診察のように物差しを使ったりはせず、明らかな怒張がないかだけ確認できればいいよ。救急では時間が大切だからね。

さあ、やっと手の届くところに患者さんが来たよ。声を掛け反応を聞きながら、『嗄声』や『流涎（よだれ）』がないかを確認しよう。続いて胸と頸部の聴診をして、『上気道狭窄』を評価する。そのあと、残りのレッドフラッグを確認していく、というのなら覚えられるかな」

研修医タロウ

「患者さんの評価は接触前から始まっているんですね！ 聴診するまでにこんなに観察ポイントがあるなんて、目から鱗が落ちる思いです。忘れないように、イメージトレーニングしておきます！」

救急医 M

「そう、最も重要なレッドフラッグは何かを意識しつつ診察すること。救急外来では、時に分秒単位での対応が必要になるので、時間を有効に、重要なレッドフラッグから確認することが重要だね」

最後にアナフィラキシーの治療について勉強しましょう。アナフィラキシー（ショックや上気道狭窄時）の治療の基本はアドレナリン（ボスミン他）の筋注。筋注部位はどこが一番いいのでしょうか。

> **研修医タクヤ**
> 「先日、アナフィラキシーの診断でアドレナリン 0.3mg を三角筋に筋注したのですが、5分たっても効果がないので、追加打ちしたんです。そうしたら初めの筋注からちょうど20分後に収縮期血圧が 180mmHg まで上がってびっくりしました」

> **救急医 M**
> 「エピペン以外のアドレナリン注の添付文書には、『注射部位については、神経走行部位を避けて慎重に投与』とあるのみで、どこに投与するのがいいかの記載はないよね。そこで参考になるのが、エピペンの添付文書だよ。エピペンは知っているよね」

> **研修医タクヤ**
> 「はい。自己注射用のアドレナリンですよね」

> **救急医 M**
> 「本人が打てないときは、本人のエピペンに限って救急救命士が打つことが認められてもいる。エピペンの添付文書には注意として『本剤を大腿部の前外側以外の尻や身体の他の部分に注射しない』と記載されています」

　大腿前外側には、大腿四頭筋で最も大きな筋肉、外側広筋があります。競輪選手でムキムキになっている筋肉です。大きな筋肉には

血流も多いので筋注した薬剤は速く（5〜15分程度で）全身に回り効果が出ます。加えて、動脈や神経損傷のリスクが低い部位でもあります。ちなみに、三角筋の場合は、効果発現まで20分程度かかるといわれています。

> **研修医タクヤ**
>
> 「筋注の場所で効果発現時間が違うんですね。知りませんでした」

> **救急医M**
>
> 「皮下注射では効果はもっと遅くなるから要注意だよ。アドレナリン筋注は大腿前外側と覚えていこう。処置が遅れると、筋注の効果が下がるので、必要と判断したら速やかに投与することが大切。また、効果がなく症状が切迫しているときは、5〜15分ごとに再投与していいことになっていますが[3]、投与間隔が短過ぎると、副作用（血圧上昇、肺水腫など）のリスクが上がります。投与量は0.01mg/kgが目安なので小児では量をきちんと計算すること。エピペンの薬剤添付文書も一度読んでおいて[4]。勉強になるよ」

> **Take-home messages**

① 「呼吸困難　頸をみて（視診・聴診）、ショックなくてもアドレナリン」（自作）

② 主訴＜呼吸困難＞では迅速な診察を
- 第一印象（general appearance）を患者に近づきながら観察し、起坐呼吸、顔面（腫脹、チアノーゼ）、頸静脈怒張の有無をチェックする。
- 接触し話し掛けながら、嗄声、流涎、会話困難の有無をチェックする。
- 聴診では胸部（下気道狭窄音）、頸部（上気道狭窄音）をチェック。呼吸音を聴取しない場合（silent chest）は、最重症の末梢気道狭窄を疑う。

参考文献

1) 寺澤秀一, 日本内科学会雑誌 .2008;9:213-9.
2) Jonsson S. et al,Chest. 1988; 94:723-6.
3) 日本アレルギー学会、「アナフィラキシーガイドライン」
4) エピペンの添付文書

第23回 ［主訴］呼吸困難③ ─── 23

気胸が緊張性気胸に移行、その瞬間を見た！

> **救急医M**
> 「今日は主訴＜呼吸困難＞で超緊急となる、6つの疾患をまずおさらいしましょう（**図23-1**）。6つの疾患の各レッドフラッグを示します」

- **気道異物**：起坐呼吸、チアノーゼ、上気道狭窄音、突然発症、急性増悪、嘔吐（吐物による気道異物時、発症前嘔吐）、食事との関連、安静時持続

- **アナフィラキシー**：起坐呼吸、顔面腫脹、嗄声、上気道狭窄音、突然発症、急性増悪、嘔吐、食事との関連（原因が食物の場合）、安静時持続

- **急性喉頭蓋炎**：起坐呼吸、嗄声、上気道狭窄音、喉の痛み、流涎、嚥下困難、急性増悪、安静時持続

- **緊張性気胸**：頸静脈怒張、冷汗、突然発症、急性増悪、胸痛、安静時持続

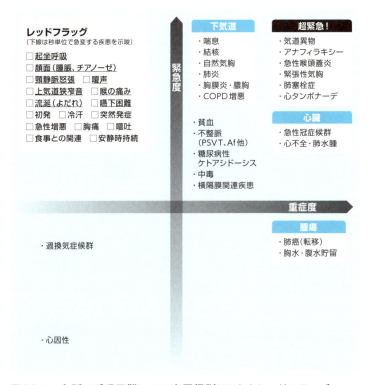

図23-1　主訴＜呼吸困難＞の二次元鑑別リストとレッドフラッグ
軸の目安は、重症度は右側が「入院が必要」、緊急度は上側が「直ちに治療介入が必要」で、重症度・緊急度ともに高い「右上」の疾患は救急疾患として特に要注意。なお各枠内での位置関係に意味はなし。

● **肺塞栓症**：頸静脈怒張（右心不全時）、冷汗、突然発症、急性増悪、胸痛、安静時持続

● **心タンポナーデ**：起坐呼吸（心不全時）、頸静脈怒張、急性増悪、胸痛、安静時持続

研修医マイ

「以前、レッドフラッグごとの疾患リストを勉強しましたが、今日は疾患からのレッドフラッグのリストなんですね。超緊急疾患ほど、該当するレッドフラッグが多いですね。

肺塞栓症は、主訴＜一過性意識消失＞の場合に必ず検討すべき疾患と勉強しました。主訴＜呼吸困難＞でも、肺塞栓症は重要な疾患なのですね。ただ、今回、肺塞栓症のレッドフラッグに一過性意識消失が入っていませんね」

救急医M

「よく気づいたね！ 主訴を何に設定するかで、レッドフラッグを変えています。その理由としては、二次元鑑別リストに挙げた右上の疾患に対する全てのレッドフラッグをリストにしてしまうと、膨大過ぎてしまうから。もし、自分で見落としがちなレッドフラッグがあれば、追加記入して覚えておきましょう。

さて、残りの時間で緊張性気胸について勉強しよう。緊張性気胸はどういう人に起こる？」

研修医イッセー

「背の高い、痩せ型の若い男性？」

救急医M

「それは、自然気胸だね。自然気胸と緊張性気胸は全く違った病態なんだけど、どこが違うか分かるかな」

研修医サヤンミン

「緊張性気胸は、破れた所が一方弁（一方向弁）になっていて、肺から胸腔内にどんどん空気が漏れ、胸腔の内圧が上昇する病態です」

救急医M

「そう、『一方弁』がキーワードだね！[1] 肺から空気が漏れ続け、胸腔の内圧が上がって、閉塞性ショックで致死的になり得る。緊張性気胸の原因としては胸部外傷が有名だけど、鍼治療の合併症として生じ、死亡したという例も複数報告されているよ[2]。

鍼治療の合併症として自然気胸が生じることもあるので、自然気胸の患者でも鍼治療歴は必ず確認しておこう。では、内因性の疾患で緊張性気胸を合併し得る疾患は何がある？」

研修医ツジオ

（小さな声で）「LAM＊」

＊ LAM（lymphangioleiomyomatosis）：リンパ脈管筋腫症。妊娠可能な年齢の女性に発症するまれな疾患。平滑筋様細胞（LAM細胞）が肺やリンパ管などで増殖し、肺で多発性の囊胞を発生させる。約半数の患者が気胸を合併すると報告されている[3]。

救急医M

「気胸の合併が多い疾患だから、可能性はゼロではないね。他には？」

研修医イッセー

「COPD（慢性閉塞性肺疾患）も。COPDでは肺の過膨張があって、肺胞がもろくなっているので、気胸が生じやすいと思います」

救急医M

「いいね。もう少し考えてみよう。一つひとつの肺胞を風船に例えると、風船が割れるのは、風船の壁がもろいか、風船に掛かる圧が高いかだよね。風船の中の圧力が高くなる疾患は？」

研修医ハナ

「喘息」

研修医モエ

「人工呼吸器管理中も陽圧になります」

救急医M

「そう！ 内因性疾患が原因で運悪く一方弁を生じると緊張性気胸を生じるから気をつけよう」

看護師

「外科の先生から、救急外来で胸腔ドレーンを入れたいので使っていいですかと連絡です」

救急医M

「どうぞ」

症例はCOPDの既往のある70歳男性。主訴＜呼吸困難＞で外科

受診し、胸部X線で右気胸の診断となったとのこと。

> **救急外来入室時の所見**
> - **患者の第一印象（general appearance）**：車椅子で入室。努力様呼吸あるも会話良好、意識清明、血圧140/80 mmHg、脈拍数108回/分、呼吸数24回/分、SpO$_2$ 92%（室内気）、体温36.5℃
> - **頭頸部**：頸静脈怒張なし
> - **呼吸音**：右呼吸音減弱

外科医が透視室で胸腔ドレーンを挿入するとのこと。オーダー入力の準備中に次第に患者の呼吸数増大、呼吸困難の進行を認めた。

救急医M
「胸腔ドレーンは救急外来で挿入しましょうか？」

外科医
「いいえ、透視室でやります」

急変を考慮し、救急医はリザーバーマスク10Lに酸素を切り替え、胸腔穿刺用のサーフロー留置針をポケットに入れ、救急カートとともに透視室に同行した。透視室で物品準備中に右胸郭がみるみる膨隆。右胸郭が下がらなくなった。外科医がペアンで胸膜を開けた際に「ブシュ〜〜〜」と脱気の音がした。ドレーン挿入後、患者の呼吸困難は改善。

研修医イッセー
「胸がどんどん膨隆してきて、いやー、びっくりしました」

> **救急医 M**
> 「気胸が緊張性気胸に移行する、その瞬間だったね」

> **研修医イッセー**
> 「あっという間に呼吸困難が悪化したので、緊張性気胸が超緊急疾患である意味がよく分かりました」

> **救急医 M**
> 「自然気胸と緊張性気胸の病態は異なるけど、自然気胸で破けた胸膜が一方弁となった場合、緊張性気胸に移行し得るんだよね。
>
> 緊張性気胸は、医学的な介入や内因性疾患が原因で生じ得るから要注意だよ。医原性としては、人工呼吸器装着、陽圧換気中(バックバルブマスクなど)、COPDや喘息など、自然気胸を来し得る疾患でも生じるんだよ」

　緊張性気胸は、超緊急疾患のため画像検査をする時間的余裕がありません。そのため、診断は身体診察で行います。以下の所見を取り、総合的な判断で緊張性気胸と診断してください。ただし、全て該当するとは限りません[3]。

◆ **頸部：「視るもの2つ、触るもの2つ」で覚える**
　視診：呼吸補助筋の使用、頸静脈の怒張（出血性ショック時は怒張しないこともあるので注意）
　触診：気管の健側への偏位、皮下気腫
◆ **胸部**
　視診：胸郭挙上の左右差（患側は膨隆し、呼気でも戻りが悪くな

るなど）
聴診：患側呼吸音の減弱・消失
打診：患側鼓音
触診：皮下気腫

> ▶ **Take-home messages**
>
> ### ① 皮下気腫の確認では聴診器の活用を
>
> 皮下気腫の特徴的な所見としては、握雪感（snowgrasping sense、雪を踏むときのキュッキュッとした感じ）が有名だが、小さい皮下気腫は何度も触っているうちに広がって触知できなくなることがある。そんなとき、聴診器をそっと押し当てると、押し当てた瞬間にクシュクシュと気腫が広がる音を聴取できる。
>
> ### ② 緊張性気胸は一刻を争う、身体診察で診断を
>
> X線やCTなどの画像検査を行っている時間的余裕はない。そのため、緊張性気胸の身体診察による診断法をマスターしておこう。

参考文献
1）日本救急医学会. 医学用語解説集「緊張性気胸」
2）山下仁ら, 全日本鍼灸学会雑誌 .2004; 54: 142-8.
3）『改訂第5版外傷初期診療ガイドラインJATEC』（へるす出版、2016）

第24回 ［主訴］腹痛① — **24**

主訴＜腹痛＞の鑑別疾患を
どう整理し理解するか

今回から救急搬送で非常に多い主訴＜腹痛＞を解説します。以前勤めていた二次救急病院での統計では、＜腹痛＞は内因性の救急搬送で最も多い主訴でした（全体の11%）[1]。

救急医 M

「主訴＜腹痛＞の鑑別疾患をどう整理して覚えているかな？」

研修医マモル

「＜腹痛＞って内科診断学の本では、部位別に整理して40～50もの鑑別疾患が書いてありますよね。鑑別疾患が多過ぎちゃうので、実際の診療で、患者さんからどう情報を集めたらいいのか分からず、正直、困っています」

救急医 M

「では今日は、主訴＜腹痛＞における鑑別の進め方を勉強しよう！　まず、救急科専門医10人の先生方に主訴＜腹痛＞の鑑別疾患を5分間で記入してもらった結果を示します。疾患名の右の数字は、10人中何人が記載したかを示しています（図24-1）[1]」

第24回　主訴＜腹痛＞の鑑別疾患をどう整理し理解するか

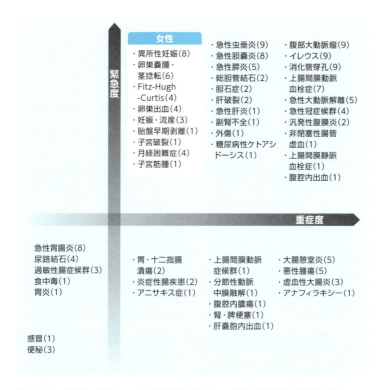

図 24-1　主訴＜腹痛＞で救急科専門医（n=10）が挙げた鑑別疾患

救急医は右上の疾患中心に鑑別を挙げていることが分かる。
軸の目安は、重症度は右側が「入院が必要」、緊急度は上側が「直ちに治療介入が必要」で、重症度・緊急度ともに高い「右上」の疾患は救急疾患として特に要注意。なお各枠内での位置関係に意味はなし。

研修医マモル

「たくさん疾患がありますが、慢性疾患やまれな疾患を挙げる先生は少ないんですね。まずどの疾患を考えたらいいかの参考になります」

- バイタルサイン（n＝7）
- 突然発症（6）
- 痛みの部位（4）
- 随伴症状（嘔吐・下痢）（4）
- 腹膜刺激症状（4）
- 既往、手術歴（3）
- 持続痛／間欠痛（2）

表24-1 主訴＜腹痛＞患者でまず知りたい所見

救急医 M

「図24-1で救急医の頭の中が分かるし、医師人生で出会った症例が反映されてくるわけだね。SMVT（superior mesenteric venous thrombosis：上腸間膜静脈血栓症）やSAM（segmental arterial mediolysis：分節性動脈中膜融解）などは、私自身あまり経験がなかったのだけど、その重要性をこの調査を通して学んだよ」

さらに、主訴＜腹痛＞患者で＜まず知りたい所見＞として自由に記載してもらったところ、多くの救急医が筆頭にバイタルサインを挙げていました（**表24-1**）。

次におっ、これは！という目から鱗が落ちるような疾患整理をしている東京ベイ・浦安市川医療センターの窪田忠夫先生の本に出会ったので以下に紹介します[2]。

急性腹症で初診時に鑑別すべき疾患

大まかに上腹部と下腹部に分けて、上腹部痛であれば、上部消化管穿孔、急性膵炎、胆石疾患、急性虫垂炎を、下腹部痛であれば、急性虫垂炎、下部消化管穿孔、卵巣嚢腫・茎捻転を鑑別に挙げる。

一方、全般痛であれば、腸閉塞（含む絞扼・軸捻転・ヘルニア嵌頓）、急性腸管虚血を疑い、H&P（History taking & physical examination：病歴聴取と身体診察）のみにて診断すべき重要疾患は、1）急性虫垂炎と 2）消化管穿孔。

研修医マモル

「なんとシンプルな！」

救急医 M

「そう。惚れ惚れするね。救急の初療で大事なのは、あくまでも右上の疾患（重症度・緊急度ともに高い疾患）だからね。ということで、以下に主訴＜腹痛＞の二次元鑑別リストを示します（**図24-2**）。窪田先生の提唱を参考にして腹部疾患を厳選して作成しました」

研修医マモル

「これなら僕にも取りつきやすいです」

救急医 M

「概念としては、主訴＜腹痛＞では、血管が破ける・詰まる、腸管や臓器が破ける・詰まる・ねじれる、あとは女性、腫瘍などの小引き出しだね」

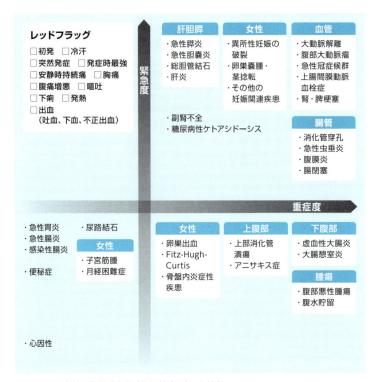

図 24-2　主訴＜腹痛＞の二次元鑑別リストとレッドフラッグ
軸の目安は、重症度は右側が「入院が必要」、緊急度は上側が「直ちに治療介入が必要」で、重症度・緊急度ともに高い「右上」の疾患は救急疾患として特に要注意。なお各枠内での位置関係に意味はなし。

研修医マモル

「主訴＜腹痛＞でアナフィラキシーの症例があると聞いたことがあります。アナフィラキシーは超緊急なので右上の疾患と習ったのですが、図24-1では右下ですね。どうしてですか」

救急医 M
「いい質問だね！ 主訴＜呼吸困難＞でのアナフィラキシーは上気道狭窄の可能性があるから右上疾患だよね。だけど、主訴＜腹痛＞（呼吸困難はない場合）であれば、緊急度は下がるので、図24-1では右下に入れました。また、図24-2では、リストを複雑にしたくないと考えて載せていません」

最後に、各レッドフラッグが示唆する右上の鑑別疾患（重症度・緊急度が高い疾患）をまとめました。レッドフラッグマスターを目指しましょう！

- **初発**……今回の腹痛の原因が分かる可能性があるので、手早く確認する
- **冷汗**……急性冠症候群、大動脈解離、腹部大動脈瘤
- **突然発症（秒分単位）**……急性冠症候群、大動脈解離、腹部大動脈瘤（破裂）、上腸間膜動脈血栓症（SMAT）、腎・脾梗塞
- **発症時最強**……大動脈解離、腹部大動脈瘤（破裂）
- **安静時持続痛**……急性冠症候群、大動脈解離、腹部大動脈瘤（破裂）、SMAT、腎・脾梗塞、急性虫垂炎、消化管穿孔、腹膜炎、腸閉塞、異所性妊娠（破裂）、卵巣嚢腫・茎捻転、急性膵炎、急性胆嚢炎、総胆管結石、肝炎、副腎不全、糖尿病性ケトアシドーシス（DKA）
- **胸痛**……急性冠症候群、大動脈解離、腹部大動脈瘤、SMAT、急性虫垂炎（心窩部痛が有名）、急性膵炎、急性胆嚢炎、総胆管結石、肝炎
- **腹痛増悪**……急性冠症候群、SMAT、消化管穿孔、異所性妊娠（破裂）、卵巣嚢腫・茎捻転
- **嘔吐**……急性冠症候群、大動脈解離、腹部大動脈瘤（破裂）、

SMAT、急性虫垂炎、腹膜炎、腸閉塞、急性膵炎、副腎不全、DKA
- **下痢**……副腎不全
- **発熱**……急性虫垂炎、腹膜炎、急性膵炎、急性胆嚢炎、副腎不全
- **出血**……（不正出血）異所性妊娠、妊娠関連疾患、（吐血・下血）上部消化管の出血

▶ Take-home messages

まずは主訴＜腹痛＞を大まかに分類し、レッドフラッグを活用して以下の疾患を鑑別する。これらの疾患は、救急の初診で見落としてはいけないもので、目安として初めの1時間で除外すべき。これら鑑別疾患の可能性があるときは、直ちに上級医にそれを伝えて指示を仰ぐこと。

・**血管**が破ける・詰まる→
　突然発症（大動脈の場合は発症時最強）、安静時持続痛
　想起すべき疾患：急性冠症候群、大動脈解離、腹部大動脈瘤（破裂）、SMAT（上腸間膜動脈血栓症）※
　　※SMATだけでなく上腸間膜動脈閉塞症の全てを見逃さないこと

・**腸管や臓器**が破ける・詰まる・ねじれる→
　突然発症、腹痛増悪、安静時持続痛
　想起すべき疾患：急性虫垂炎、消化管穿孔、急性膵炎

・**女性**→
　突然発症、増悪、安静時持続痛
　想起すべき疾患：異所性妊娠（破裂）、卵巣嚢腫・茎捻転

一方、悪性腫瘍と感染症は一般的に突然発症しない（肝癌による肝破裂以外）。感染症は徐々に増悪し発熱を呈することが多い

ここに挙げた、突然発症、発症時最強、安静時持続痛、腹痛増悪などのレッドフラッグは、群星沖縄臨床研修センターの徳田安春先生がレッドフラッグの中でも普遍的に重要という意味を込めて「ユニバーサル・レッドフラッグ」と呼ばれています[3]。

参考文献
1）望月礼子ら．日救急医会誌．2017; 28: 458．
2）窪田忠夫．『ブラッシュアップ急性腹症第2版』（中外医学社、2018）
3）徳田安春．『Dr.徳田の診断推論講座』（日本医事新報社、2015）

第25回 ［主訴］腹痛②

女性の腹痛、妊娠反応検査はいつする？

　今日は女性の腹痛です。「女性を見たら妊娠と思え」は医学部で一度は聞いていると思います。でも、妊娠反応検査を全例でするわけではありませんね。どのような患者で、いつしますか。

　まず、救急隊からの病院連絡です。

> **救急隊**
>
> 「33歳女性。主訴は腹痛、嘔吐、下痢です。本日（7月某日）起床時に急な下腹部痛があり、その後に嘔吐と下痢があったそうです。腹痛が増強し動けないため救急要請となりました。既往、内服薬はありません。
>
> 意識清明、脈拍数113回/分・整、呼吸数22回/分、SpO₂ 100%（室内気）、体温36.2℃。血圧は現在測定中です。5分で病着（病院到着）できます。搬送よろしいでしょうか？」

研修医ユミ

「はい、受け入れます」（電話を切ってから）「腹痛、嘔吐、下痢なら、嘔吐下痢症かな。水分摂取できるなら、帰宅させよう。（看護師に対して）まずは診察してから方針を決めます」

来院時所見

ストレッチャー上で、冷汗あり、顔面蒼白。血圧66/37mmHg（平素の収縮期血圧は120程度とのこと）、脈拍数113回/分、呼吸数22回/分、SpO₂ 100%（室内気）、体温36.2℃、意識清明、末梢冷感あり、橈骨動脈・大腿動脈の触知困難

研修医ユミ

「先生、来てください！ ショックです！ 血圧が低いなんて言ってなかったのに……」

救急隊員

「すみません。測定エラーで何度も測り直していました」

救急医M

「いいから、ショックの対応をしよう」（看護師に対して）「酸素投与開始。点滴は細胞外液で、18ゲージで2本末梢ラインを確保して、全開投与！ 血液型と静脈血ガス含めて採血（血算・生化学・凝固）して」（研修医に対して）「病歴確認しながら残りの身体診察をして！」

研修医が追加で取った腹部の身体所見は以下の通り。

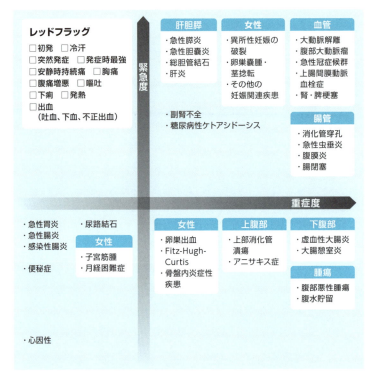

図25-1 主訴＜腹痛＞の二次元鑑別リストとレッドフラッグ
軸の目安は、重症度は右側が「入院が必要」、緊急度は上側が「直ちに治療介入が必要」で、重症度・緊急度ともに高い「右上」の疾患は救急疾患として特に要注意。なお各枠内での位置関係に意味はなし。

追加の腹部身体所見

- **腸蠕動音**：弱。腸雑音なし。平坦・軟。筋性防御（－）、板状硬（－）、腹部タッピングで響く痛みあり。右下腹部を中心に圧痛あり。
- **CVA叩打痛**：なし、仰臥位で腹痛が強く、左側臥位で弱まる

第25回 女性の腹痛、妊娠反応検査はいつする？

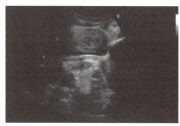

写真25-1 腹部エコー像
ダグラス窩にエコーフリースペースを認める。

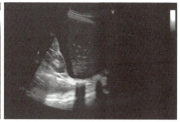

写真25-2 腹部エコー像
肝周囲にもエコーフリースペースを認める。

> 救急医Mの頭の中
>
> 33歳女性のショックと下腹部痛というと、二次元鑑別リスト（**図25-1**）での右上疾患のあれか！？（ショックの原因を鑑別するために、エコーを施行）

> 救急医M
>
> 「うっ、大量の腹腔内貯留ありだ（**写真25-1、25-2**）」

　ダグラス窩は臥位にて腹腔内で一番低いので、腹腔内の液体貯留はまずここで評価します。その後、季肋部での液体貯留を評価します。季肋部にも上記のような液体貯留を認めた場合は大量の液体貯留と判断できます。本症例では、心嚢液貯留や右心系拡張所見は認めず、心原性と閉塞性ショックは除外しました。

救急医 M

「出血性ショックです。異所性妊娠破裂と考えます。まずは妊娠反応検査（以下、妊反）して、婦人科へコンサルトを行います。出血源精査のため造影 CT も行います」

血液ガスの結果は、ヘモグロビン 10.5 g/dL、乳酸 2.2 mmol/L でした。急性期の出血では血液が希釈されないため、ヘモグロビン値だけで出血の程度の評価はできません。

研修医が聴取した現病歴の詳細は以下の通り。

追加情報の詳細

20XX 年 7 月 22 日ごろ、右鼠径周囲の疼痛を自覚するも自然軽快した。7 月 24 日の起床時に急な下腹部痛（特に右鼠径部付近、持続痛）、嘔吐、下痢があった。腹痛が強く動くことができないため救急要請し、当科救急搬送となった。下痢、嘔吐はどちらも 1 回ずつで、下痢は水様便で血便なし。歩行時に響く感じがあった（腹膜刺激症状）。腹痛は持続しているが、痛みの強さに変動があるとのこと。

・**最終月経**：月経は 7 月中旬から始まり、いつもの期間である 1 週間に加えて、2〜3 日持続していた。

研修医ユミ

「先生、妊娠の可能性はないと言っていますが」

救急医 M

「月経ではなく不正出血の可能性が高いね。迷わず妊反するよ！」

速やかに導尿し妊娠反応検査をしたところ、結果は陽性となりました。その後、産婦人科へコンサルトし、経腟超音波検査で子宮内に胎嚢（gestational sac；GS）を認めず、右卵管にハイエコーリングを認めました。同部位に圧痛あり。ドプラでハイエコーリングの周囲に血流も確認しました。

　以上より最終診断は、右卵管異所性妊娠破裂（6週相当）、出血性ショック。続いて出血源検索目的で造影CT検査を施行（**写真25-3、25-4**）。

> 救急医M
> 「この造影CTの結果は先生の診察で診た右下腹部の圧痛と一致するね。左側臥位で腹痛が弱まったというのは、患側が上となって楽になるということだね。先生、いい所見が取れたね！」

　患者に対しては緊急で腹腔鏡下異所性妊娠手術を施行。その結果、右卵管峡部の破裂が確認されたため、腹腔鏡下で右卵管切除術を実施。術後5日目に軽快して退院となりました。
　本症例で認めたレッドフラッグは、「初発」、「冷汗」、「突然発症」、「安静時持続痛」、「腹痛増悪」、「嘔吐」、「下痢」、「出血（不正出血）」で、リスク因子は「女性」でした。

> 研修医ユミ
> 「妊娠の有無は、本人の言うことは当てにならないんですね！若い女性の急性腹症では妊反を行うことは大切だとつくづく実感しました」

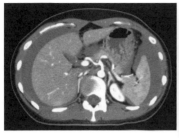
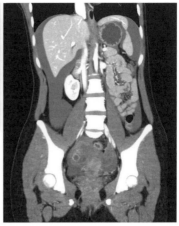

写真 25-3　造影 CT 検査所見

腹腔内に大量の液体貯留を認める。明らかな extravasation（血管外漏出像、活性出血の所見）は認めなかった。

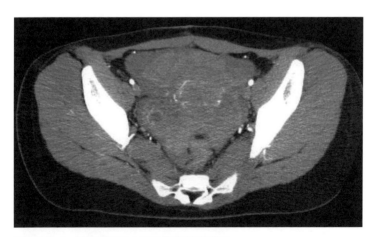

写真 25-4　造影 CT による骨盤底検査所見

子宮底右側に卵管の胎嚢と思われる径 15mm 程度の造影効果を有する厚い被膜を伴った嚢胞性病変が認められた。

> **救急医 M**
>
> 「そうなんだよ。結局、月経周期や不正出血の有無を聞いても妊娠を除外できないからね。閉経のなりかけでも妊娠する可能性はあるし、小学生でも妊娠する例がある。小学校高学年から50歳前半くらいまでは、女性の腹痛では異所性妊娠を鑑別からもらさないこと、病歴と身体診察で異所性妊娠の可能性を完全に除外できないときは、ためらわずに妊反をすることが大事です。「異所性妊娠の破裂」のレッドフラッグは、『突然発症』、『冷汗（ショック時）』、『突然発症』、『安静時持続痛』、『腹痛増悪』、『出血（不正出血）』です」

　加えて、とても恐ろしいのが異所正所同時妊娠です。妊反陽性で、子宮内で胎嚢があり胎児心拍もエコーで見えるものの、実は異所性妊娠も同時に来していて、そちらが破裂するということもあります。

　私は、女性の腹痛で自信を持って異所性妊娠を除外できるとき以外は、医師の責任として妊反することにしています。福井大学の寺澤秀一先生も「妊娠反応は患者さん、ご家族に同意を得て行う検査ではなく、医師が必要と認めたら実施すべき」と断言されています[1]。バイタルサイン不安定時は検査最優先が当然なのはもちろん、救急車で搬送され異所性妊娠を考慮すべき状態であれば、診断最優先と考えているからです。きちんとしたインフォームドコンセントなしに妊反をしたことで訴訟を起こされた医師はいませんが、妊反せずに異所性妊娠を見逃して予後不良となり、訴訟に発展した例をよく聞きます。

▶ **Take-home messages**

　女性の腹痛で、異所性妊娠の可能性が除外できないと感じたときやバイタルサイン不安定なときは、速やかに妊娠反応検査をする。不正出血を本人が生理と自覚していることがあるため、本人が妊娠の可能性はないと言っても信用できない。妊娠反応検査をせずに異所性妊娠破裂を見逃すと致死的となる可能性があることを忘れてはならない。

　正常妊娠と同時に異所性妊娠を生じる異所正所同時妊娠（子宮内外同時妊娠：heterotopic pregnancy）という状態があることを知っておく。子宮内に胎嚢を確認しても、異所性妊娠を除外したことにはならないので要注意。

　異所正所同時妊娠の発生率は、自然妊娠では3万分の1〜3万分の2程度と低いが、生殖補助医療を受けている場合は、1万分の15〜100分の1と高い[2, 3]。

参考文献
1) 寺澤秀一,『話すことあり、聞くことあり－研修医当直御法度外伝』（シービーアール、2018）
2) 綾部琢哉、日本産科婦人科学会第66回学術講演会（2014年）専攻医教育プログラム「異所性妊娠」
3) 大井由佳ら、日産婦内視鏡学会. 2015；31：166-9.

第26回 ［主訴］腹痛③

主訴＜腹部激痛＞なのに軟らかい腹の謎

　主訴＜腹痛＞最後の症例です。まずは、救急隊からの病院連絡です。

救急隊

「47歳男性、主訴は腹痛です。本日昼から急な腹痛と吐き気があり、その後、激痛となったため救急車が要請されました。1カ月前に心筋梗塞疑いのため大学病院で心臓カテーテル検査歴がありますが、冠動脈の狭窄はなかったとのことです。意識清明、血圧146/86mmHg、脈拍数80回/分・整、呼吸数18回/分、SpO$_2$ 98％（室内気）、体温36.7℃。15分で病着（病院到着）可能です。搬送よろしいでしょうか？」

研修医ユウ

「はい、受け入れます」（電話を切ってから）（心筋梗塞は結局なかったということなのかな？ 実は心窩部痛なのかもしれない。病着したら、まずは二次元鑑別リストの右上疾患である、心筋梗塞の評価をしなくっちゃ[**図26-1**]）。

> **来院時所見**
>
> ストレッチャー上坐位、苦悶様表情、冷汗なし
> 意識清明、血圧 150/80 mmHg、脈拍数 90 回/分・整、呼吸数 16 回/分、SpO$_2$ 98％（室内気）、体温 36.5℃
>
> - **呼吸音**：左右差なく清
> - **心音**：整、心雑音聴取せず
> - **腹部**：腸蠕動音亢進減弱なし、平坦・軟、圧痛は心窩部から臍周囲にかけて強く訴え苦悶様表情となるが、反跳痛なく腹部は軟らかい。

> **研修医ユウ**
>
> 「心電図で ST 上昇はありません。上腹部の激痛を訴えますが、板状硬や反跳痛は認めません」

> **救急医 M**
>
> （患者に）「もう一回確認させてくださいね」と言いつつ腹部診察を再度行う。

　患者は顔をゆがめて自発痛として10分の8程度の激痛を訴えていました。しかし、腹部は全域軟らかく、圧痛の訴えは強いが反跳痛は認めませんでした。反跳痛は壁側腹膜の刺激症状を示唆し、腹部が軟らかいということは、病変による炎症が腹膜に広がっていないことを示します。

　突然発症、増悪、腹膜刺激症状なしは、血管性の腹痛を示唆するため、精査目的で造影 CT 施行の方針としました。ただし、あまりにも所見が乏しく、表情や訴えとの離開があるため、画像所見がなければ心因性ということになるだろうとも考えました。

第26回 主訴＜腹部激痛＞なのに軟らかい腹の謎

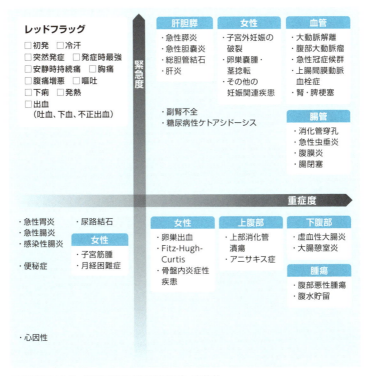

図26-1 主訴＜腹痛＞の二次元鑑別リストとレッドフラッグ
軸の目安は、重症度は右側が「入院が必要」、緊急度は上側が「直ちに治療介入が必要」で、重症度・緊急度ともに高い「右上」の疾患は救急疾患として特に要注意。なお各枠内での位置関係に意味はなし。

研修医ユウ

（CT室からかけて来て）「先生、SMA（上腸間膜動脈）に造影欠損があります！」（**写真26-1**）

救急医M

「Good job! よく見つけた！」

227

SMAの造影が途絶していることだけでは上腸間膜動脈塞栓症（SMAE）との区別は付かないものの、本症例では心房細動の現病歴がなく、SMA入口部付近における動脈硬化病変の存在から、診断は上腸間膜動脈血栓症（SMAT）とし、手術適応と判断し、外科へコンサルトを行いました。

> **研修医ユウ**
> 「あまりにも腹部所見がなくて変だなあと思いました。でも本物でしたね」

> **救急医M**
> 「造影欠損をよく見つけたね！　SMATの診断は私もこれが初めてだったよ。激痛を訴えて顔をしかめるのに、腹部が軟らかくて強い違和感を覚えたよね。これこそが、血管性の痛みということだね。『腹部所見が乏しいのに激痛を見たら、血管性病変を疑え』は肝に銘じないとね。『1カ月前に心筋梗塞様の症状があったが、心筋梗塞は除外された』という病歴があったけれど、実はこのとき、一過性にSMATになりかけたのかもしれないね」

　今回の症例は、激痛を訴えたため造影CT施行となったものの、もし鎮痛薬などで疼痛が改善して帰宅させていたら、致死的となった可能性が高いでしょう。
　腸管虚血から時間がたてば腸が壊死して炎症が腹膜に波及し腹膜刺激症状が出るので診断は容易になりますが、その頃には致死的です。急性腸管虚血の致死率は60％以上で、心筋梗塞の3倍と要注意な疾患です[1,2]。
　本症例で該当したレッドフラッグは、「突然発症」、「安静時持続

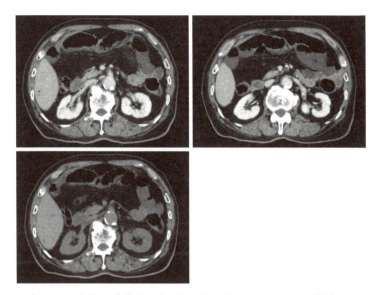

写真 26-1　上腸間膜動脈の造影欠損像（造影 CT 像 [上]、単純 CT 像 [下]、別症例[2]）

（提供：東京ベイ浦安市川医療センター窪田忠夫先生）

左上では SMA 入口部で造影効果ありだが、右上では入口部から 2cm 程度のところで SMA 内腔は造影効果を失っている。左下では SMA 入口部に石灰化を伴う動脈硬化病変を認める。

痛」、「胸痛（心窩部痛）」、「腹痛増悪」。これらのレッドフラッグは、血管性の疾患を拾い上げる上で大切なものです。

　SMA（上腸間膜動脈）領域の急性腸管虚血は主に3種類あり、それぞれ患者のリスク因子が異なります。そのため、患者背景を確認することも診断の大きな助けとなりますので、覚えておいてください。

● **上腸間膜動脈塞栓症（SMAE）**：SMA 閉塞症の約7割を占める。心房細動などによる血栓が閉塞の原因として最多

- **上腸間膜動脈血栓症（SMAT）**：SMA 閉塞症の約3割を占める。SMA が狭窄して生じる。動脈硬化がリスク因子
- **非閉塞性腸管虚血（NOMI）**：透析や心臓血管手術後、ICU 管理下などの患者で血管収縮薬使用中などに生じやすい

> ▶ Take-home messages
>
> 上腸間膜動脈閉塞の特徴的な所見は「激痛の割に腹部所見が乏しいこと」
>
> □突然発症、□安静時持続痛、□腹痛増悪というレッドフラッグを呈する

参考文献

1) 窪田忠夫、『ブラッシュアップ急性腹症第2版』（中外医学社、2018）
2) 窪田忠夫によるウェブサイト「一般外科指南書」

疾患索引

アナフィラキシー	第22回（P.190）
一過性脳虚血発作（TIA）	第17回（P.145）
横行結腸穿孔	第12回（P.104）
化膿性脊椎炎	第3回（P.32）
急性クモ膜下出血	第19回（P.162）
急性大動脈解離	第1回（P.15）、第9回（P.80）、第11回（P.96）、第13回（P.113）、第14回（P.123）
緊張性気胸	第23回（P.200）
子宮外妊娠破裂	第25回（P.216）
上腸間膜動脈血栓症	第26回（P.225）
小脳梗塞	第5回（P44）、第6回（P.52）
低血糖発作	第16回（P.137）
低髄液圧症候群	第20回（P.172）
てんかん発作	第10回（P.89）
肺塞栓症	第8回（P.70）

望月礼子（もちづき・れいこ）
鹿児島大学病院救命救急センター・奄美プロジェクト特任講師

　千葉大学理学部生物学科卒、同大学院修了。住友製薬（当時）総合研究所、筑波大学深水研究室出向後、大分大学医学部へ編入学し2007年卒。自治医科大学附属病院初期研修で臨床推論の奥深さに触れ、疾患の宝庫である救急の道へ。2015年に彩の国東大宮メディカルセンターでレッドフラッグを活用した研修医教育を開始。救急隊向けの「レッドフラッグを活用した病院連絡ワークショップ」も立ち上げた。2018年5月より現職。鹿児島大学および鹿児島県立大島病院で「エマージェンシー臨床推論コース」を担当。今後の夢は、重症度・緊急度の評価で重要な「レッドフラッグ」を救急隊員や離島医療者、一般市民に広めること。南極で皇帝ペンギンと語り合うこと。救急科専門医。

エマージェンシー
臨床推論

2019年 2月19日　初版第1刷発行
2020年 4月 3日　初版第3刷発行

著者	望月礼子
編集	日経メディカル
発行者	原田　衛
発行	日経BP社
発売	日経BPマーケティング
	〒105-8308　東京都港区虎ノ門4-3-12
デザイン	LaNTA
印刷・製本	大日本印刷

©Reiko Mochizuki 2019　Printed in Japan
ISBN 978-4-296-10171-9

本書の無断複写・複製（コピー等）は著作権法上の例外を除き、禁じられています。購入者以外の第三者による電子データ化および電子書籍化は、私的使用を含め一切認められておりません。本書に関するお問い合わせ、ご連絡は下記にて承ります。
https://nkbp.jp/booksQA